Angelika und Bernd Markus

Lebertransplantation

Wissenswertes für Patienten und Angehörige

PABST SCIENCE PUBLISHERS
Lengerich, Berlin, Düsseldorf, Leipzig,
Riga, Scottsdale (USA), Wien, Zagreb

CIP Titelaufnahme der Deutschen Bibliothek

Lebertransplantation. Wissenswertes für Patienten und Angehörige /
Angelika Markus, Bernd Markus - Lengerich ; Berlin ; Düsseldorf ; Riga ;
Scottsdale AZ (USA) ; Wien ; Zagreb : Pabst 1995
ISBN 3-931660-02-8
NE: GT

Druck: WS Druckerei, D-55294 Bodenheim

ISBN 3-931660-02-8

VORBEMERKUNG

Nicht für alle Patient(inn)en und Angehörige gilt es, aber doch für eine beachtliche Mehrheit: Mit Klarheit und Genauigkeit der medizinischen Information verbessern sich die Möglichkeiten der Krankheitsverarbeitung; die/der Kranke lernt vielleicht besser, mit Beschwerden und Behandlungen umzugehen; Betroffene können sich zwar nicht von ihren Ängsten, aber von der lähmenden Macht der Angst befreien.

Gut informierte Patient(inn)en haben bessere Chancen, mehr Verantwortung für sich zu tragen, die Bewältigung der Krankheit als Lebensleistung, als ein Stück aktiver Selbst-Verwirklichung zu realisieren; in aller Verletzlichkeit und Gefährdung kann hieraus eine wohlbegründete Selbstachtung entstehen.

Patient(inn)en mit gut begründeter eigener Kompetenz, Verantwortlichkeit und Selbstachtung sind für Ärzte/innen vielleicht gelegentlich unbequem, doch auf Dauer die zuverlässigen, fairen Kooperationspartner/innen.

In einem derartigen Zusammenhang sehen wir diesen Ratgeber-Band: als Hilfe für Patient(inn)en, für ihre Angehörigen - und mittelbar auch für die ärztlichen wie pflegerischen Therapeut(inn)en. Alle Gruppen sind aufeinander angewiesen, und allen kommt ein optimaler Informationsfluß zugute.

Den Autoren dieses Bandes - Kinderkrankenschwester und Chirurg - danke ich sehr herzlich für ihre umfängliche, sorgfältige und verständnisvolle Arbeit.

Monika Kracht
Vorsitzende des
Bundesverbandes der Organtransplantierten
(BDO)

Duisburg, im Juli 1995

INHALTSVERZEICHNIS

VORWORT

Der Erfolg einer ärztlichen Behandlung hängt zwar hauptsächlich, aber sicher nicht ausschließlich von der medizinischen Therapie ab; sehr wesentlich ist hierfür auch die persönliche Einstellung und die Mitarbeit des Patienten selbst; häufig auch seiner Angehörigen. Dies ist besonders so in kritischen und schwierigen Situationen. Eine Lebertransplantation, heute sicher eine wichtige und entscheidende Behandlungsmethode für viele schwer leberkranke Patienten, ist und bleibt ein großer chirurgischer Eingriff. Glücklicherweise sind die Ergebnisse dieser Operation heute insgesamt recht gut; die modernen Medikamente und die zunehmende Erfahrung haben dies ermöglicht. Trotzdem sind häufig schwierige Krankheitsphasen und auch Komplikationen durchzustehen. Hier kommt es dann besonders auf die Mitarbeit des Patienten an. Wir alle wissen, daß dies gerade dann schwierig ist, wenn es einem nicht gut geht. Dann stellt es eine wesentliche Hilfe dar, wenn man sich bereits vorher mit der Möglichkeit des Auftretens solcher Probleme und mit den daraus erwachsenden eigenen Aufgaben auseinandergesetzt hat. Als informierter Patient hat man wohl insgesamt weniger Angst vor dem, was möglicherweise auf einen zukommt, und außerdem auch viel mehr die Kraft und den Willen, Schwierigkeiten zu überwinden.

Nicht also unmittelbar der Ausgang einer Transplantation, sondern auch der langfristige Verlauf, auf den es ja gerade für die Wiedergesundung des Patienten ankommt, hängt mit vom Wissen über die notwendige Medikamenteneinnahme, die rechtzeitige Erkennung von Störungen des Transplantates und sicher auch von einer geeigneten Lebensweise ab. Hier kommt der Familie und der Umgebung, also dem sogenannten sozialen Umfeld, große Bedeutung zu.

Das vorliegende Buch „Lebertranplantation - Wissenswertes für Patienten und Angehörige" verfolgt dieses somit so wichtige Ziel der objektiven Information. Dabei zeichnet es sich nicht nur durch große Sorgfalt und Gründlichkeit in der Darstellung des „Wissenswerten" aus; das Autorenehepaar Angelika und Bernd H. Markus, selbst über viele Jahre als Kinderkranken- und Ernährungsschwester bzw. als Chirurg maßgeblich beim Aufbau und der Weiterentwicklung der Lebertransplantation tätig und besonders in der Nachsorge für diese Patienten engagiert, verstehen es auch, die so wichtigen psychischen Aspekte einzubeziehen. Man spürt, wie das Anliegen, den Patienten zu informieren, mit dem Bemühen einhergeht, selbst als der den Patienten Betreuende von ihm weiter zu lernen. Allen, die eine Lebertransplantation etwas angeht, also den betroffenen Patienten und ihren Angehörigen, aber auch den für die Beratung und die Sorge um solche Patienten Verantwortlichen wird dieses Buch eine wichtige Hilfe sein.

Professor Dr. Rudolf Pichlmayr
Leiter der Klinik für
Abdominal- und Transplantationschirurgie
Zentrum Chirurgie
Medizinische Hochschule Hannover

ZU DIESEM BUCH

Dieses Buch wurde für Patienten vor bzw. nach einer Lebertransplantation erarbeitet. Es soll behilflich sein bei der Beantwortung wichtiger Fragen im Zusammenhang mit der Transplantation und den Vorgängen im Krankenhaus. Die Vorbereitung zur Transplantation, die Operation selber sowie Beachtenswertes für die Zeit nach der Entlassung aus dem Krankenhaus werden ausführlich besprochen. In besonderen Abschnitten werden verschiedene Medikamente, die nach der Transplantation eingenommen werden müssen, vorgestellt. Desweiteren finden sich dort Hinweise zum Beispiel zu Ernährung, Freizeitaktivitäten, Laborwerten, medizinischer Nachsorge sowie wichtige Empfehlungen.

Im Anhang dieses Buches finden Sie eine Übersichtstabelle, welche Sie kopieren und vergrößern können. Darin können Sie die Einnahme Ihrer Medikamente sowie Laborwerte vermerken. Die regelmäßige Eintragung wird für Sie eine Hilfe sein, keine der Verordnungen zu vergessen, sowie eine bessere Übersicht für die Kontrolluntersuchungen zu gewährleisten.

Ein Ersatz für persönliche Gespräche kann und soll dieses Buch nicht sein, es soll Ihnen jedoch eine Wissensgrundlage vermitteln und als Nachschlagewerk dienen. Arbeiten Sie es daher durch und markieren Sie für sich wichtige Details. Ärzte und Schwestern werden Ihnen sicher gerne bei der Beantwortung von Fragen behilflich sein, die sich im Zusammenhang mit der Lebertransplantation stellen. Bitte fühlen Sie sich frei, diese Punkte anzusprechen und etwaige Bedenken zu äußern. Weiterhin möchten wir empfehlen, daß auch Ihre Familie dieses Buch lesen sollte, um so vertrauter mit den Umständen einer Lebertransplantation zu sein.

Bitte beachten Sie, daß nicht alle Hinweise allgemeingültig sind. Wir haben hier versucht auf viele der Fragen und Ängste einzugehen, die Patienten uns in der Vergangenheit mitgeteilt haben. Bei Unklarheiten fragen Sie bitte in Ihrer Transplantations-Klinik nach. Falls eine Empfehlung dort anders als in diesem Buch ausgesprochen wurde, dann richten Sie sich auf jeden Fall nach den Empfehlungen Ihrer Transplantations-Klinik.

Nach anfänglichem Zögern haben wir uns entschieden, die medizinischen Fachbegriffe oft voranzustellen, mit einer nachfolgenden allgemein verständlichen Erklärung. Wir hoffen, daß dieses Ihnen die Suche erleichtert, falls Sie etwas nachlesen wollen.

Im Verlauf der weiteren Behandlung sind Ärzte verschiedener Fachrichtungen mit der Betreuung des transplantierten Patienten beschäftigt. Dieses können Chirurgen, Internisten, Kinderärzte und andere sein. Auch ist die weitere Betreuung je nach Transplantations-Klinik etwas anders geregelt. Sicher ist jedoch, daß Sie immer von einem Transplantations-erfahrenen Arzt betreut werden, egal welcher eigentlichen Fachrichtung. Aus diesem Grunde haben wir diesen Arzt im folgenden Text meist mit Transplantations-Arzt oder auch Arzt der Transplantationsnachsorge-Ambulanz bezeichnet, unabhängig also von seiner eigentlichen Fachrichtung.

Ein ganz besonderer Dank gilt Herrn Dr. C. Allers für seine unermüdliche Arbeit bei der Betreuung unserer Patienten und für seine vielen Ratschläge zu diesem Buch. Dank gilt auch Herrn Dr. G. Kachel für die kritischen Kommentare sowie den Patienten der Selbsthilfegruppe Lebertransplantierter in Frankfurt am Main für die Durchsicht und Vorschläge zu diesem Manuskript. Den Transplantationskoordinatoren der University of Pittsburgh, Pittsburgh, Pennsylvania, USA sei besonders für ihre Anregung zu diesem Buch gedankt.

Angelika und Bernd Markus

ENTWICKLUNG DER LEBERTRANSPLANTATION

Die erste Lebertransplantation wurde schon 1963 nach langen Voruntersuchungen in den Vereinigten Staaten von Dr. Thomas E. Starzl in Denver durchgeführt. Andere Chirurgen, welche ebenfalls über viele Jahre hinweg dieses Gebiet erforscht und erschlossen hatten, folgten mit weiteren Lebertransplantationen während der nächsten Jahre. So wurde in Deutschland die erste Leber im Jahre 1969 transplantiert.

Eine wichtige Weiterentwicklung ergab sich dann in den Jahren 1979 und 1980 durch die Einführung eines besseren Medikamentes, Ciclosporin (Sandimmun), zur Unterdrückung der Abstoßung eines transplantierten Organes. Während zuvor nur einige hundert Patienten eine neue Leber erhalten hatten, stieg die Anzahl in den folgenden Jahren sehr stark an. Bis heute wurden mehr als 30.000 Lebertransplantationen durchgeführt. Weltweit gibt es etwa 150 Kliniken, die diese Transplantation durchführen, viele davon in Deutschland.

Nach erfolgreicher Transplantation können die meisten der Patienten wieder ihr früheres Leben in der Familie, der Gesellschaft, Beruf oder Freizeit aufnehmen. Verschiedene Untersuchungen haben gezeigt, daß die Mehrzahl wieder ihrem Beruf nachgeht. Kinder, die zuvor oft jahrelang in ihrem Leben benachteiligt waren, blühen auf und können regelmäßig einen Kindergarten oder die Schule besuchen. Einem geregelten Schulabschluß steht meist nichts im Wege, wie viele junge Patienten zuvor gezeigt haben.

Eine Patientin wurde 1970 in den USA als kleines Kind wegen einer angeborenen Fehlbildung der Gallengänge transplantiert und lebt jetzt seit mehr als zwanzig Jahren nach ihrer Transplantation. Desweiteren haben viele Frauen nach Lebertransplantationen gut verlaufende Schwangerschaften gehabt und gesunde Babys zur Welt gebracht.

Noch häufiger als die Leber hat man Nieren transplantiert. Weit mehr als 200.000 Patienten konnte dadurch geholfen werden. Desweiteren werden noch das Herz, langsam zunehmend auch die Bauchspeicheldrüse und die Lunge, sowie Hornhaut, Gehörknöchelchen, Haut, Knochen, Knochenmark, Bänder für Gelenke und seltener Darmabschnitte transplantiert.

Erlebnisbericht eines Patienten

Februar 1990: Es ist 11 Uhr. Obwohl erst um 8 Uhr aufgestanden, bin ich schon wieder müde, erschöpft, matt, kraftlos. Um 13 Uhr beginnt ein Seminar; es dauert den ganzen Nachmittag, und ich weiß nicht, wie ich das wieder durchhalten werde!

Vor etwa 2 Jahren, während einer Phase mit mehreren Prüfungen im Studium, begann das alles: dicke Füße voller Wasser, Appetitlosigkeit, unterbrochen durch gelegentlichen Heißhunger auf Süßes. Lust- und Kraftlosigkeit breiteten sich aus in meinem Leben wie ein unsichtbarer Schleier, anfangs nahezu unmerklich, bis meine Freundin, meine Freunde und zuletzt ich selbst (ich wollte es nicht wahrhaben) fast schon befremdet feststellten: Du bist anders geworden! - Ja, ich war introvertierter, nicht mehr so lustig, so unbeschwert, dafür langsamer und ängstlicher, ohne Zuversicht, ohne Ziel.

Es kostete mich alle meine Kräfte, während meiner "öffentlichen Auftritte" in Seminaren oder bei meinen diversen Jobs (die meine letzten Reserven verschlangen) den "Normalen", den "Gesunden" zu mimen. Auf die immer häufiger gestellte Frage :"Ist irgendwas mit dir? Geht's dir nicht gut?" war meine fast schon trotzige Replik: "Nein, alles bestens! Was soll schon sein?". Es sollte keiner wissen! Ich war schwerkrank. Die Interferon-Therapie war ohne Erfolg geblieben; meine Leber war weitgehend zerstört.

Eines Abends fuhr ich mit dem Auto nach Hause. Plötzlich mußte ich mich übergeben. Ich versuchte, noch schnell das Fenster herunter zu kurbeln, zwecklos: Das Auto war voll, meine Hosen, mein Hemd. Es stank widerwärtig. Attackenartig waren solche Reaktionen meines Magens, ohne Ankündigung, ohne erkennbaren Grund. Das war so peinigend, und es machte mich so hilflos, wie sollte das weitergehen?

Meine einzige Hoffnung auf Besserung dieser unwürdigen Lage war eine Lebertransplantation!

Vor fast viereinhalb Jahren kam der Tag, ein Sonntag im Frühling, an dem ich transplantiert wurde. Es war nicht ganz einfach, beinahe wäre ich gestorben. Am darauffolgenden Donnerstag wurde ich von der Intensivstation verlegt.

Am Wochenende dann ging ich spazieren (noch mit Mundschutz). Ich konnte das alles noch nicht fassen, jedoch fühlte ich mich schon eine Woche nach der Transplantation besser als die letzten drei Jahre davor: frischer, kraftvoller, lebendiger, meine Augen waren nicht mehr grau-gelb, sie waren wieder grün innen und außen weiß, sie waren wieder klar! Und ich blickte wieder mit Zuversicht nach vorne.

Mein Studium habe ich längst beendet, meine erste Stelle vor über einem Jahr angetreten. In all dieser Zeit war ich ein einziges mal krank: Im Februar hatte mich eine Grippe für eine Woche ins Bett gezwungen. Aber sonst! Wer nicht weiß, daß ich transplantiert bin, würde nie auf eine solche Idee kommen.

August 1994: Es ist Sonntagmittag, 2 Uhr. Von 11 bis 1 spiele ich sonntags Fußball, ob Regen oder Hitze. Die meisten Mit- und Gegenspieler sind zehn Jahre jünger als ich. Und trotzdem gibt es keine wesentlichen konditionellen Unterschiede, vielleicht bin ich nicht mehr so schnell wie mit Anfang 20, aber das ist im Profi-Fußball nicht anders! Es macht jedenfalls einen Riesenspaß, und das ist die Hauptsache!

Neben Fußball betreibe ich noch andere Sportarten, wie "früher" auch. Daß ich das alles mit soviel Lust und Freude wieder tun kann, ist für mich manchmal wie ein Wunder, ein Geschenk oder ein einzigartiges Glück.

Betrachte ich meinen Alltag und meinen Umgang mit den alltäglichen Problemen und Schwierigkeiten im Vergleich mit meinen Freunden und Kollegen, so kann ich keinen Unterschied zwischen mir und ihnen feststellen.

Ich freue mich über mein schönes und glückliches Leben.

J.M.

AUFBAU UND FUNKTION DER LEBER

Die Leber befindet sich beim Menschen im rechten Oberbauch, teilweise noch unterhalb der Rippen, durch die sie geschützt wird. Die Leberarterie bringt sauerstoffreiches Blut von der Hauptschlagader zur Leber. Die meisten Menschen haben eine solche Arterie, manchmal gibt es jedoch Abweichungen hiervon, und Patienten haben zwei oder drei solcher Arterien. Zusätzlich fließt über die Pfortader alles Blut vom Darm aus geradewegs in die Leber. Die Gefäße teilen sich dabei in der Leber in ein immer kleiner werdendes Netzwerk auf. Die Leber ist daher sehr gut durchblutet und gleicht einem vollgesogenen Schwamm. Abgeleitet wird dieses Blut wieder über ein System von Lebervenen, welche sich am oberen Pol der Leber treffen und in die große Hohlvene einmünden. Von hier fließt das Blut unmittelbar zum Herz. Weiterhin befindet sich in der Leber ein System von Gallengängen, welches über den Hauptgallengang in den Darm einmündet.

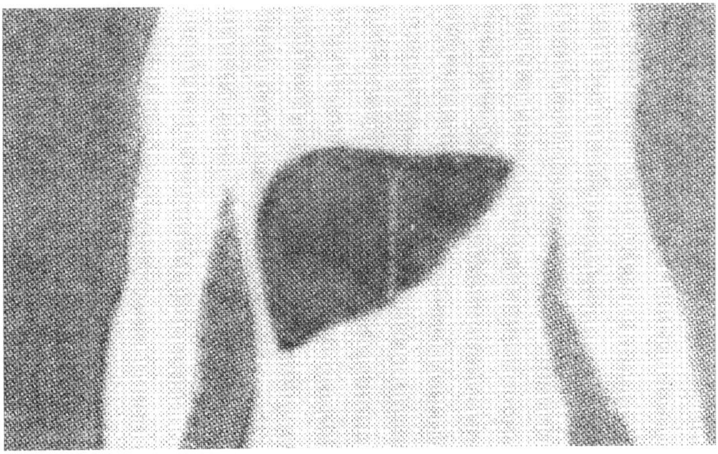

Abb. 1: Schematische Lage der Leber im Körper.

Die Leber ist ein an Komplexität und Vielfalt kaum übertroffenes Organ. Eine außerordentlich große Anzahl von Aufbau-, Umwandlungs- und Ausscheidungsvorgängen wird hier durchgeführt. Hierzu gehören die Produktion und Umwandlung von Bausteinen der Blutgerinnung sowie von Stoffen des Zucker-, Eiweiß- und Fetthaushaltes. Alle Nahrungsbestandteile, welche vom Darm aufgenommen werden, fließen zuerst durch die Leber. Dort werden sie geprüft, teilweise in Bruchstücke zerlegt und zu weiter im Körper brauchbaren Substanzen umgewandelt. Schadstoffe werden dabei von den Leberzellen abgebaut.

Die Produktion der Galle findet in den Leberzellen statt. Hierbei werden Schlacken und Abfallstoffe mit abgegeben. Von den Leberzellen wird die Galle an die kleinsten Gallengänge weitergegeben, von wo sie letztendlich über die größeren Gallengänge in den Darm weitergeleitet wird. Die Gallenblase befindet sich als Reservoir kurz vor der Einmündung in den Darm. Die Galle kann hier für einige Zeit gespeichert werden, bevor sie an den Darm zur Vermischung mit dem Nahrungsbrei abgegeben wird. Über die Galle werden auch wichtige Enzyme zur Verdauung in den Darmtrakt transportiert.

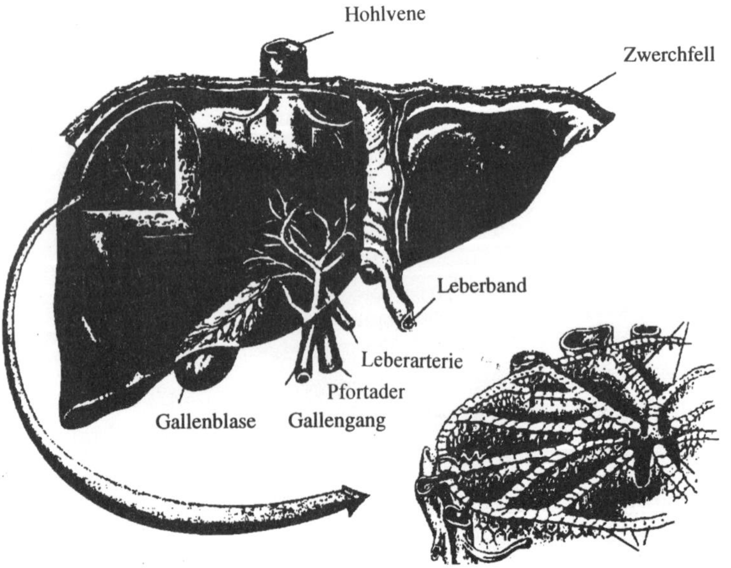

Abb. 2: Schnittbild und Aufbau der Leber.

Während man andere Organe in ihrer Funktion zumindest teilweise künstlich ersetzen kann, wie die Niere mit Hilfe der Dialyse, ist der Ersatz der Leberfunktion kaum möglich. Nur einzelne Leistungen, wie die Produktion von Gallensäuren oder Blutgerinnungsfaktoren, können durch Zugabe dieser Substanzen von außen aufrechterhalten werden. Techniken für eine kontinuierliche Unterstützung der gesamten Funktion bestehen derzeit nicht.

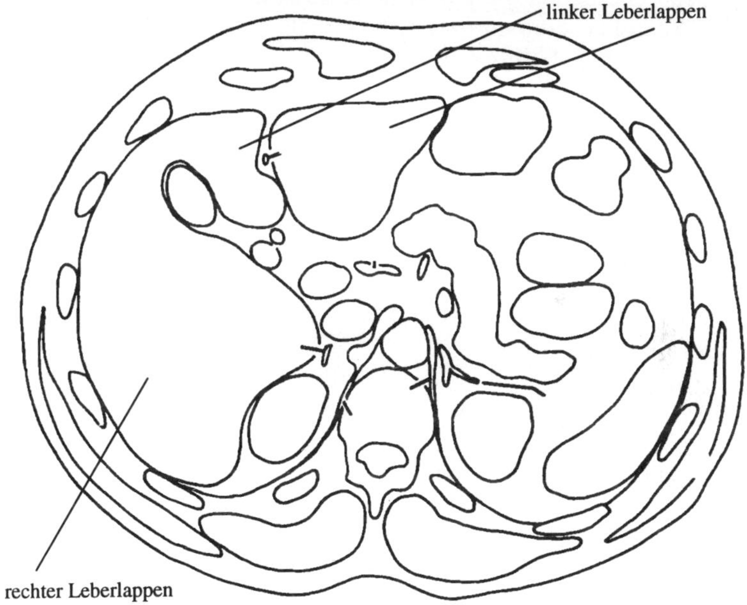

Abb. 3: Querschnitt durch den Oberbauch mit Abbildung der Leber.

LEBERERKRANKUNGEN

So vielfältig wie die Aufgaben der Leber, so zahlreich sind auch die Erkrankungen. Im Rahmen dieses Buches beschränken wir uns auf die Lebererkrankungen, welche zur Lebertransplantation führen können. Wer mehr zum Thema Lebererkrankungen erfahren möchte, findet im Buchhandel umfassendere Patientenratgeber hierzu.

Unterscheiden kann man, ob es sich um angeborene oder erworbene Erkrankungen handelt, ob diese vornehmlich beim Kind oder Erwachsenen auftreten und ob die Erkrankung die eigentlichen Leberzellen, das Gallengangssystem oder hauptsächlich die Gefäße betrifft. Krankheiten z.B. des Gallengangssystems sind dabei von ihrem Ursprung her nicht mit jenen der Leberzellen gleichzusetzen, obwohl sie im Verlauf der Zeit ineinander übergehen können und sich oftmals später unter dem Oberbegriff der sogenannten Zirrhose darstellen. Die meisten dieser Erkrankungen verlaufen chronisch, also langdauernd. Einige besondere Schädigungen führen jedoch zu einem akuten Ausfall der Leberfunktion. Wichtig ist, daß ein Patient mit einer Lebererkrankung nicht von vornherein ein Kandidat für eine Transplantation ist. Meist muß die Erkrankung sich in einem fortgeschrittenen Stadium befinden oder der weitere Verlauf bekanntermaßen ungünstig sein. Leider werden Sie als Patient jedoch oft durch ein einigermaßen gutes Wohlbefinden noch getäuscht, wenn eigentlich die Leberfunktion schon sehr eingeschränkt ist und die Reserven fast erschöpft sind.

Bei vielen Erkrankungen der Leber, nicht jedoch bei allen, kommt es zur Entstehung einer sogenannten **Zirrhose**. Gemeint ist hiermit eine narbige Veränderung der gesamten Leber nach ganz verschiedenen auslösenden Ursachen. Die Leber erhält dadurch eine gehöckerte Oberfläche, und die Blutgefäße werden umgebaut und gestaut. Direkte Folge dieser Blutstauung ist ein Anschwellen der Milz, in welcher dann auch vermehrt Blutplättchen (Thrombozyten) angesammelt und zerstört werden. Diese fehlen damit im Blut und bei der Blutgerinnung.

Zusätzlich sucht sich das gestaute Blut Umwege zurück zum Herzen. Hierbei fließt es über teilweise in der Bauchhaut sichtbare Gefäße, vor allem aber über Umgehungskreisläufe entlang der Speiseröhre. Leider können diese Umgehungsgefäße, auch Varizen genannt, platzen und zu massiven Blutungen mit Bluterbrechen führen. Durch die schlechte Blutgerinnung sind diese Patienten dann massiv gefährdet.

Im Stadium der Zirrhose produziert die Leber deutlich weniger Körpereiweiße. Dadurch wird Körpersubstanz immer mehr abgebaut. Auch Eiweiße, die für die Blutgerinnung notwendig sind, fehlen zunehmend und gefährden den Patienten zusätzlich. Tritt eine Blutung auf, erhält die Leber durch den entstandenen Blutverlust noch weniger Blut angeboten. Dadurch wird sie weiter akut geschwächt und kann sich oftmals nicht wieder erholen.

Durch die oben genannten Umbauvorgänge und die Störung der Leberfunktion kommt es zu vermehrter Wassereinlagerung in die Gewebe. Hier fallen zuerst die Knöchel und Beine auf. Zusätzlich lagert sich aber auch Körperwasser im Bauchraum ein (Aszites). Die Menge kann mehr als 10 Liter betragen. Im weiteren Verlauf und bei Versagen der Leber kann es dann zu einem Leberkoma kommen. Hier wird der Körper unter anderem mit Ammoniak überschwemmt, welches beim Abbau von Eiweißen im Darm freigesetzt wird und eigentlich von der Leber entgiftet werden sollte. Auch ist die Zirrhose oftmals eine Grundlage für die Entstehung eines Lebertumors. Patienten mit einer Leberzirrhose sind aufgrund der allgemeinen Schwäche auch anfälliger für andere Infektionskrankheiten.

Fehlbildungen der Gallenwege sind eine angeborene Störung, welche schon früh bei kleinen Kindern bemerkt werden und unterschiedlich ausgeprägt sein können. Bei noch teilweise vorhandenen Gallengängen kann eine Operation helfen. Hierbei wird versucht, die noch vorhandenen Gallengangsstümpfe mit dem Darm zu verbinden. Gelingt dies nicht oder sind gar keine entsprechenden Gallengänge angelegt, führt dies dazu, daß schon beim Neugeborenen die Galle mit ihren Schlacken- und Abfallstoffen sowie den Verdauungsenzymen nicht mehr ordnungsgemäß in den Darm abfließen kann. Einige der Substanzen treten daher ins Blut über und vergiften das umliegende Lebergewebe sowie den gesamten Körper. Die Leber wird zirrhotisch umgebaut, produziert weniger Eiweiß- und körpereigene Nahrungsstoffe. Die Kinder sind schwach, lagern zunehmend Wasser ein mit Entwicklung eines aufgetriebenen Bauches und haben die typische gelb-fahle Hautfarbe. Diese kleinen Kinder können sich nicht altersentsprechend entwickeln und haben ohne Transplantation keine Zukunft.

Stoffwechselstörungen der Leber sind angeborene Erkrankungen, welche meist schon im Kindesalter auftreten, aber auch bis ins Erwachsenenalter unerkannt und beschwerdefrei bleiben können. Stoffwechselstörung bedeutet, daß dem Körper dadurch beispielsweise bestimmte Enzyme fehlen. Diese braucht er, um Nahrungsbestandteile zu zerlegen und in körpereigene Baustoffe umzuwandeln. Wenn im Ablauf der Umbauvorgänge ein Schritt blockiert ist, so stauen sich die Baustoffe hiervor in ungewohntem Maße an und können zu Erkrankungen in und/oder außerhalb der Leber führen. Während die Leber also der Grund für den Defekt, so z.B. das mangelnde Enzym, ist, können die Folgen daraus sowohl die Leber, wie aber auch andere Organe betreffen. Ursache und Erkrankung müssen nicht, können aber demnach beide die Leber in Mitleidenschaft ziehen. Dementsprechend wird die Transplantation die Ursache und teils auch die Folgen hiervon für die Leber behandeln. Die Möglichkeit, auch die konkrete Ursache mit zu behandeln, gilt lange nicht für alle Lebererkrankungen. Beispielsweise wird bei der weiter unten beschriebenen infektiösen Hepatitis die befallene Leber transplantiert, die Ursache - das Virus - bleibt jedoch zunächst im Körper.

Zum Beispiel der Alpha-1-Antitrypsin-Mangel führt in seiner starken Form schon im Kindesalter zur Leberzirrhose, auch hier wieder mit allen Begleiterscheinungen. In seiner schwachen Ausprägung kann er jedoch bis zum Erwachsenenalter unerkannt bleiben. Bis dahin kann die Erkrankung allerdings zu einer zusätzlichen sehr ernsten Lungenerkrankung geführt haben. Eine weitere Stoffwechselstörung, auch wieder beim Kind oder später beim Erwachsenen, ist die Wilson´sche Erkrankung. Hierbei wird Kupfer durch das Fehlen eines Enzyms nicht wie sonst üblich an Eiweiße im Blut gebunden und transportiert, sondern im Gewebe abgelagert. Hierdurch kommt es zu einer Kupfervergiftung vornehmlich der Leber und des Nervensystems. Folge sind wiederum die Entwicklung einer Zirrhose der Leber sowie Störungen des Nervensystems.

Weitere Stoffwechselstörungen sind die sogenannte Byler Erkrankung, die vererbbare Tyrosinämie, das Crigler-Najjar-Syndrom, die Glykogenspeicherkrankheit Typ IV und einige andere mehr. Allen ist gemeinsam, daß der Defekt durch die Leber bedingt ist und durch die Transplantation behoben werden kann. Die Transplantation sollte zu einem Zeitpunkt erfolgen, an dem die Auswirkungen des Defektes auf die anderen Organe noch möglichst rückgängig zu machen sind oder nicht zu gravierenden, bleibenden Schäden geführt haben.

Auch die **frühkindliche Hepatitis** (Leberentzündung) kann verschiedene Ursachen haben. Wenn jedoch trotz Behandlung die Leberfunktion sich weiter verschlechtert, kann eine Transplantation erforderlich werden. Problematisch ist dabei die mangelnde Verfügbarkeit von Spenderorganen für Kinder. Heutzutage versucht man jedoch, eine Leber eines Erwachsenen zu verkleinern, um sie einem Kind transplantierten zu können.

Bösartige Tumore verschiedenen Ursprungs können die Leber betreffen und sind sehr häufig der Grund für die Nachfrage nach einer möglichen Lebertransplantation. Meistens sind Erwachsene erkrankt, aber in seltenen Fällen auch Kinder. Tumore können ausgehen von den eigentlichen Leberzellen (hepatozelluläres Karzinom) oder dem Gallengangssystem (cholangiozelluläres Karzinom, Klatskin Tumor). Auch kann es sich um Absiedlungen (Metastasen) von Tumoren außerhalb der Leber, z.B. im Darm, der Bauchspeicheldrüse oder der Brust, handeln. Leider ist den Tumoren ein aggressives Wachstumsverhalten eigen. In den meisten Fällen haben diese Tumore auch schon an anderen Stellen des Körpers kleinste Absiedlungen geschaffen, die oftmals mit unseren heutigen Mitteln noch nicht zu entdecken sind. Daraus folgt, daß eine Transplantation zwar den Befund in der Leber behandelt, nicht aber die eigentliche Erkrankung in den anderen Körperbereichen erfaßt.

Bei vielen Patienten, denen früher die Leber mit den Tumoren entfernt und eine neue Leber transplantiert wurde, zeigten sich später Tumore an anderen Stellen des Körpers. Oft wurde dann auch die transplantierte Leber wieder befallen. Viele Kliniken versuchen heute, durch den Einsatz zusätzlicher Verfahren, wie der Behandlung mit Tumorhemmenden Medikamenten (Chemotherapie) oder durch Verschluß der Tumor-versorgenden Blutgefäße (Chemoembolisation), die Erfolgsaussichten nach der Transplantation zu verbessern. Positive Erfahrungen hierzu liegen vor, langfristige Ergebnisse stehen aber noch aus.

Aus diesen Gründen ist die Entscheidung zur Transplantation nur sehr individuell beim einzelnen Patienten unter Berücksichtigung der Besonderheiten des speziellen Tumortypes zu treffen. Einzelne bestimmte Tumore der Leberzellen haben dabei eine günstigere Prognose; Tumore, die vom Gallengangssystem ausgehen oder von anderen Organen in die Leber verstreut werden, haben nur sehr schlechte Aussichten nach der Transplantation. Diesen Patienten wird, auch wenn es als die letzte Hoffnung erscheint, durch eine Transplantation in der Regel nicht wirklich geholfen. Die Besonderheiten jedes einzelnen Patienten müssen aber mit dem betreuenden Arzt besprochen werden.

Die **primär biliäre Zirrhose** findet sich überwiegend bei Frauen im mittleren Alter und hat ihren Ursprung im Gallengangssystem. Hierbei kommt es zu einer Entzündung der Gallenwege. Diese Erkrankung verläuft in der Regel langsam und über viele Jahre. Auch kann durch die Gabe des Medikamentes Ursodesoxycholsäure die Erkrankung häufig gut behandelt werden. Bei einigen wenigen Patienten schreitet sie jedoch in solch einem Maße fort, daß es zu einer deutlichen Abflußbehinderung der Galle kommt. Hieraus kann sich dann eine Zirrhose der Leber entwickeln mit allen ihren Folgen. Im fortgeschrittenen Stadium bietet die Lebertransplantation eine gute Behandlungsmöglichkeit.

Bei Männern findet sich hingegen die **primär sklerosierende Cholangitis** häufiger. Bei dieser Erkrankung sind wieder die Gallengänge betroffen, diesmal im Sinne einer Vernarbung. Auch hier kann die Galle nicht ordnungsgemäß abfließen. Auffallend ist das häufige Zusammentreffen dieser Erkrankung mit einer Form der Darmentzündung, der Colitis ulcerosa. Im weiteren Verlauf kommt es dann wiederum zu einer Leberzirrhose. Bekannt ist auch, daß sich vermehrt Tumore in einer so erkrankten Leber entwickeln können.

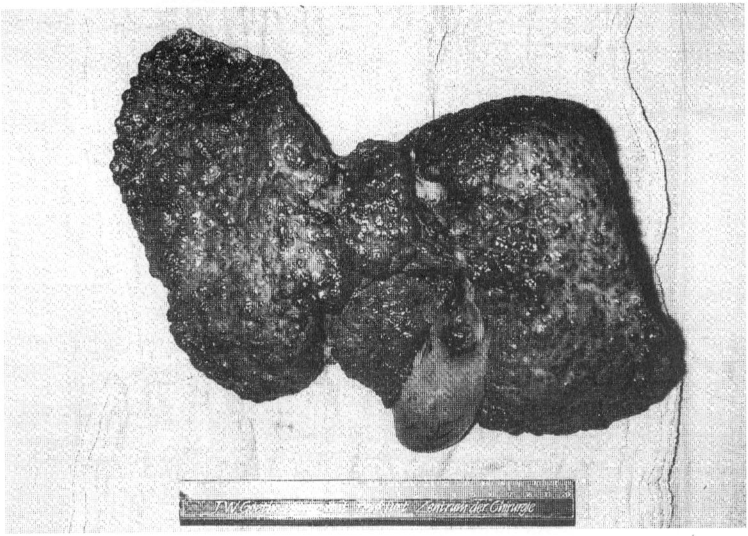

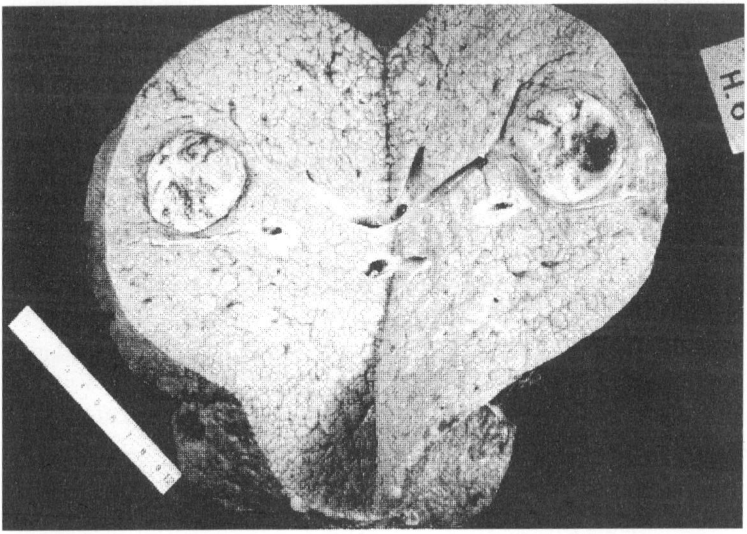

Abb. 4: Oberes Foto: Erkrankte zirrhotische Leber bei primär biliärer Zirrhose. Man erkennt die unregelmäßige und höckerige Oberfläche.
Unteres Foto: Leber bei Zirrhose nach Hepatitis B mit großem Tumor.

Bei einer seltenen Form der Leberentzündung, der **Autoimmunhepatitis**, greift das Immunsystem des Körpers die eigene Leber an. Bei einem zunehmenden Versagen der Leberfunktion kommt auch hier die Transplantation in Betracht, wenn medikamentöse Behandlungsmöglichkeiten keinen Erfolg mehr bringen und die Zirrhose fortschreitet.

In seltenen Fällen können **Zysten**, dies sind flüssigkeitsgefüllte Kammern, die Leber derart durchsetzen, daß sie in ihrer Funktion beeinträchtigt wird. Solch eine Leber kann durch viele große Zysten sehr deutlich an Größe zunehmen, viel Platz im Oberbauch benötigen und andere Organe verdrängen. Ursache für diese Zysten kann eine angeborene Veranlagung sein. Entsprechend viele Zysten können auch bei einer Infektion mit dem Hundebandwurm, der sogenannten Echinokokkose, entstehen. In Einzelfällen kann bei diesen Krankheiten die Transplantation angezeigt sein.

Eine der häufigsten Lebererkrankungen ist die **infektiöse Hepatitis**. Diese kann nach unserer heutigen Kenntnis durch verschiedene Erreger, nämlich Viren, verursacht werden. Wichtig sind davon das Hepatitis A-Virus, das B-, C- und D-Virus. Wahrscheinlich werden weitere hinzukommen und Untergruppen erkannt. Die Hepatitis A führt zu keiner nachhaltigen Leberstörung, und das Hepatitis D-Virus kommt nur in Verbindung mit der Hepatitis B vor. Bei den meisten Patienten, welche eine Hepatitis B oder Hepatitis C durchgemacht haben, ist diese relativ folgenlos abgeheilt. Bei einem kleinen Teil kommt es jedoch zur Entstehung einer Zirrhose, der sogenannten **post-hepatitischen Leberzirrhose** (Leberzirrhose nach einer Leberentzündung). Auch bei diesen Patienten wird im Verlauf der Zirrhose nur bei einem Teil die Leber so stark gestört, daß die Transplantation in Erwägung gezogen werden muß.

Damit ist jedoch die eigentliche Infektionsursache, das Virus, nicht behandelt. So wird die neue Leber meistens von dem Virus wieder befallen und neu infiziert. Für die Hepatitis C gilt dies heute noch, auch wenn man mittlerweile verschiedene Medikamente einsetzt, um die Ausbreitung des Virus zu unterdrücken. Wie oben erwähnt, kommt es jedoch nur bei einem kleinen Teil der infizierten Lebern zur Ausprägung einer Zirrhose. Insofern hat der Patient mit einer transplantierten Leber selbst bei Wiederauftreten einer Infektion der neuen Leber mit Hepatitis C eine erneute Chance, ohne Zirrhoseentwicklung zu bleiben. Auch scheinen die Medikamente, welche nach einer Transplantation eingenommen werden, selbst bei Entstehung einer erneuten Zirrhose, den Verlauf eher günstig zu beeinflussen.

Bei **Hepatitis B** hat man lange Zeit im Stadium des noch nachzuweisenden infektiösen Virus nur ungern transplantiert. Mittlerweile werden jedoch aufwendige Medikamente, sogenannte Immunglobuline, gegeben, welche sich an das Virus binden und es auf diese Weise unschädlich machen können. Da sehr viele Viruspartikel im Körper vorhanden sind, kommt es oft nach meist längerer Zeit doch wieder zu einem Auftreten der Infektion mit den oben beschriebenen Folgen. Der Fortschritt dieser Behandlung liegt jedoch in der Tatsache begründet, daß diese erneute Infektion bei einigen Patienten ganz verhindert werden kann und daß bei den anderen Patienten diese Infektion meist erst viele Monate nach der Operation wieder bemerkbar wird. Dann sind das Transplantat und der Patient in viel besserem Zustand als wenige Tage nach dem Eingriff, und die Infektion kann unter günstigen Umständen relativ unproblematisch verlaufen.

In ganz seltenen Fällen führt die Infektion mit einem dieser Viren akut und rasant zu einem lebensbedrohlichen Leberversagen. Auch andere Erkrankungen, wie z.B. die oben erwähnte Wilson´sche Erkrankung oder eine Vergiftung mit Lösungsmitteln oder bestimmten Medikamenten, können zu einem derartigen **akuten Leberausfallskoma** führen. Die Behandlungsmöglichkeiten sind hierfür sehr eingeschränkt. Leider sterben viele dieser Patienten innerhalb weniger Tage. Oft kann nur der frühzeitige Gedanke an die Lebertransplantation helfen, denn vom Entschluß, einen Patienten zu transplantieren, vergeht in der Regel noch einige Zeit, bis ein geeignetes Spenderorgan zu Verfügung steht. Oft ist dies dann auch die allerletzte Rettungsmöglichkeit.

Die **Hämochromatose**, auch Eisenspeicherkrankheit genannt, führt zu erhöhter Eisenaufnahme in den Körper. Dieses Eisen wird in verschiedenen Organen abgelagert, gleichzeitig erfolgt ein zirrhotischer Umbau der Leber und eine Erkrankung der Bauchspeicheldrüse. Auch hier kann es in einigen Fällen zu einer so deutlichen Einschränkung der Leberfunktion kommen, daß die Transplantation der Leber notwendig wird.

Ein weiterer Grund zur Entstehung einer Leberzirrhose ist der übermäßige Genuß von Alkohol. Eine sogenannte **Alkohol-toxische Leberzirrhose** kann leider bei manchen Patienten schon durch geringere Mengen Alkohol entstehen. Zum einen gibt es sicherlich Unterschiede zwischen den Menschen, inwieweit ihre Leber Alkohol entgiften kann; bekanntermaßen verträgt die Leber von Frauen nur deutlich weniger Alkohol als die männliche Leber. Dazu kommt, daß, wenn die Leber durch eine oftmals gar nicht bekannte Vorerkrankung, wie z.B. eine infektiöse Hepatitis, vor vielen Jahren vorgeschädigt wurde, sie heute viel weniger belastbar ist. So kann es recht schnell auf dem Boden von Vorerkrankungen oder alleine durch den Alkohol zu einer Leberzirrhose kommen.

In aller Regel muß die erste Therapie lauten: strikte und absolute Vermeidung von Alkohol. Erstaunlich viele Patienten erreichen damit gute Verbesserungen der Leberfunktion. Andererseits gibt es in der Vielzahl der Patienten mit dieser Erkrankung einen kleinen Teil, dem mit einer Transplantation wirklich geholfen werden kann. Absolute Voraussetzung ist jedoch die mehrmonatige 100-prozentige Alkoholabstinenz vor der Entscheidung zur Transplantation. Da bei vielen dieser Patienten die familiären, beruflichen und gesellschaftlichen Umstände mit zur Alkoholsucht beigetragen haben, müssen diese Probleme aktiv bearbeitet werden. Dies ist aber nur dann möglich, wenn vor allem der Patient selber, aber auch seine Umwelt die Probleme klar und deutlich eingestehen. Hier ist eine psychologische und psychotherapeutische Hilfe oft wichtig. Unter diesen Umständen kann die Transplantation dann für einen Patienten einen neuen Lebensbeginn bedeuten.

Zuletzt sei noch eine Erkrankung erwähnt, welche zunächst die Gefäße betrifft und darüber auch zur schweren Leberstörung führen kann: Die **Budd-Chiari-Erkrankung** führt durch Blutgerinnsel zu einer Verlegung der Blut-ableitenden Lebervenen. Hierdurch kommt es zu einer regelrechten Verstopfung der Blutstrombahn in der Leber. Auch diese Erkrankung kann wieder in einer Lebezirrhose mit allen ihren oben beschriebenen Folgen enden.

Aussichten und Risiko

Verständlicherweise möchte jeder Patient gerne mehr zu dem Fortgang seiner Erkrankung und zu seinen Aussichten wissen. Leider gibt es aber keine allgemeingültigen Regeln, nach denen man Vorhersagen für einen Patienten ermitteln kann. Für die meisten Erkrankungen weiß man, daß sie sich in der nächsten Zeit weiter verschlimmern und daß man in früheren Jahren mit der Lebertransplantation häufig zu spät kam. Zu bedenken ist aber auch, daß nach der Transplantation Erkrankungen wie Hepatitis B oder auch Tumore, soweit sie vorher bestanden, wieder zum Vorschein kommen können. Mehr dazu wurde im vorhergehenden Text zu den einzelnen Erkrankungen ausgeführt. Die gefährliche Problematik der Lebererkrankungen besteht darin, daß sich diese teilweise bei sonst langsamem Verlauf unvorhersehbar schnell und dramatisch verschlechtern können. Dann ist es in aller Regel zu spät für eine Transplantation.

Vergleicht man auf der anderen Seite den Verlauf von Patienten mit fortgeschrittener Lebererkrankung ohne Transplantation und mit Transplantation, so haben bei sorgfältiger Auswahl der Patienten zur Transplantation diese einen deutlich besseren langfristigen Verlauf. Für Ihre eigene Situation können aber nur die Sie behandelnden Ärzte mit ihrer Erfahrung und ihrem Wissen Ihnen einen ganz persönlichen Rat und eine Hilfestellung geben.

Ratschläge für eine gesunde Lebensführung

Bei bekannten Lebererkrankungen sind Alarmsignale das Auftreten eines Ikterus, also einer Gelbfärbung der Haut oder des Augenweißes, heller Stuhl und dunkler Urin. Gleichzeitig kann die Haut deutlich jucken, und kleinste Verletzungen bluten unter Umständen vermehrt. Diese Blutungen können auch spontan in der Nase oder dem Zahnfleisch auftreten. Der Bauch, Knöchel und Beine schwellen eventuell durch Flüssigkeitsansammlung an. Appetitlosigkeit, Müdigkeit und Schwäche verschlimmern das Krankheitsbild.

Alle diese Zeichen sind Ausdruck einer sich verschlechternden Leberfunktion. Prinzipiell läßt sich bei einer bekannten Lebererkrankung besonders vom Patienten selber durch eine vernünftige Lebensführung einiges für einen besseren Verlauf tun. Ausreichend Schlaf, leichte körperliche und sportliche Betätigung, wie später aber auch eine angemessene Schonung gehören hierzu. Desweiteren gilt absolut jegliches Vermeiden von Alkohol. Bitte beachten Sie dabei, daß auch das alkoholfreie Bier noch geringe Mengen Alkohol enthält und daß einige sogenannte Stärkungsmittel Alkohol enthalten. Alles dies ist streng für Ihre eigene Gesundheit verboten. Bitte lesen Sie genau auf den Packungen nach, oder fragen Sie Ihren behandelnden Arzt.

Mancher Patient wird blähende Nahrungsmittel wie Kohl, Bohnen oder Vollkornprodukte nicht so gut vertragen. Prinzipiell gibt es jedoch keine wirklich verbotenen Speisen. Die Ernährung sollte vor allem abwechslungsreich, appetitanregend und vitaminreich sein. Fett- und salzreiche Speisen sind jedoch wie für uns alle nicht zu empfehlen. Auch können häufigere kleinere Mahlzeiten hilfreich sein. Es gibt keine wirklichen Hinweise dafür, daß bestimmte Nahrungsmittel für die Leber schädlich sind. Solange die Ernährung ausgewogen ist, wird dieses für Ihre erkrankte Leber am besten sein.

In einzelnen Fällen wird Ihr behandelnder Arzt Sie jedoch bitten, nur ein bestimmtes Maß an Eiweiß täglich zu sich zu nehmen. Dieses kann helfen, einen erhöhten Ammoniak-Spiegel im Blut wieder zu senken, und mag notwendig sein, um z.B. Ihre Müdigkeit, Unkonzentriertheit oder Händezittern zu verbessern. Beim Auftreten von Aszites, also einer Einlagerung von Körperwasser in den Bauch, wird eventuell eine salzarme Kost empfohlen. Hier sollten die Patienten die Ratschläge ihres behandelnden Arztes möglichst gut befolgen. Weitere Hinweise zu dem Verhalten bei Lebererkrankungen finden sich in diesbezüglichen Patientenratgebern, welche über die Buchhandlung zu beziehen sind. Auch der Patienten-Service der Falk-Foundation (Adresse im Anhang) versendet gute Broschüren hierzu. Sicher gilt, daß der Patient durch eine gesunde Lebensführung viel zu seinem Wohlergehen beitragen kann.

VOR DER TRANSPLANTATION

Vorbereitende Untersuchungen

Ihre behandelnden Ärzte senden Sie in der Regel zu einem Transplantationszentrum mit der Frage, ob eine Lebertransplantation notwendig und empfehlenswert für Sie ist. Um hierzu eine richtige Aussage machen zu können, benötigen die Ärzte dort gelegentlich weitere Untersuchungen. Oft können sie aber auf mitgebrachte Befunde zurückgreifen. Das weitere Vorgehen wird dann in der Regel mit den anderen beteiligten Ärzten und Ihnen abgesprochen.

Je nachdem, ob sich die Lebererkrankung über eine längere Zeit bei Ihnen entwickelt hat oder vielleicht recht akut in kürzerer Zeit, werden sich verschiedene Dinge danach richten. Hierzu gehören in der Regel weitere Blutuntersuchungen, Lungenfunktionstests, eine Ableitung der Herzströme (EKG), manchmal auch eine Magen- oder Darmspiegelung, eine röntgenologische Darstellung der Lebergefäße, eine Sonographie des Bauchraumes und eventuell des Herzens, eine Computertomographie des Bauchraumes und eventuell weitere Untersuchungen. In der Regel können die Untersuchungen in Ruhe durchgeführt und die Empfehlungen besprochen werden. Danach erfolgt eventuell die Meldung bei Eurotransplant oder zum Beispiel die weitere Beobachtung mit erneuten Kontrollen in festzusetzenden Intervallen. Ihr Hausarzt und die überweisenden Ärzte Ihrer anderen Kliniken werden darüber informiert. Oft geschieht dieser Kontakt telefonisch, um keine Zeit zu verlieren.

Entscheidung zur Transplantation

Wenn Sie noch vor der Entscheidung zur Lebertransplantation stehen, so bedenken Sie bitte immer, daß vielen anderen Patienten damit schon sehr geholfen werden konnte. Selbstverständlich hat die Lebertransplantation auch Risiken, entscheidend muß es aber sein, diese gegenüber den Risiken Ihrer derzeitigen Erkrankung abzuwägen. Nur wenn die Ärzte zu dem Schluß kommen, daß ein Weiterleben mit Ihrer eigenen Leber für Sie die größere Gefahr bedeutet, dann empfehlen sie Ihnen die Transplantation. Bitte besprechen Sie dieses aber im Einzelfall mit den beteiligten Ärzten. Bedenken Sie dabei, daß nicht die Transplantation das

Problem ist, sondern Ihre Lebererkrankung. Die Lebertransplantation ist ein möglicher Ausweg hieraus und sollte Ihnen bessere Chancen für Ihr zukünftiges Leben geben.

Prognose und Zeitpunkt der Transplantation

Die häufigsten Fragen lauten: Wie ist meine Prognose, wann ist der richtige Zeitpunkt für die Transplantation, und wie lange muß man auf die Lebertransplantation warten? Dieses sind zugleich für Sie, wie aber auch für die betreuenden Ärzte die schwierigsten Probleme. Auch sind diese drei Fragen eng miteinander verbunden. Denn den nur begrenzt verfügbaren Spenderorganen stehen leider sehr viele schwerkranke Patienten auf der Warteliste gegenüber. Die Organvermittlung geschieht dabei zentral über Eurotransplant, eine gemeinschaftlich getragene Organisation. Dort sind Daten aller Kandidaten gespeichert, und man kann in kürzester Zeit ein zur Verfügung stehendes Transplantationsorgan vermitteln: nach festgelegten Kriterien, die für alle Patienten ein größtmögliches Maß an Gerechtigkeit ergeben. Die Wartezeit für den einzelnen Kranken kann sich dabei bis zu vielen Monaten hinstrecken. Die Überweisung zur Lebertransplantation sollte daher nicht in letzter Minute erfolgen.

Je besser der Allgemeinzustand eines Patienten noch im Rahmen seiner Erkrankung ist, umso besser verträgt er die Operation und die ersten anstrengenden Wochen. Dadurch werden seine Chancen auch erheblich größer, sich gut zu erholen. Ein Patient mit einer lange bekannten Lebererkrankung sollte also so frühzeitig zur Transplantation gemeldet werden, daß er erstens noch einige Wartezeit sicher verbringen und dann auch noch einigermaßen kräftig zur Operation kommen kann. Sicher darf dieses nicht heißen, schon Patienten mit beginnenden Lebererkrankungen zu transplantieren. Hierfür gäbe es auch gar nicht genügend Spenderorgane. Es kommt jedoch bei den meisten Patienten im Verlauf ihrer Erkrankung der Punkt, an dem sie selber die zunehmende Schwäche oder die stärkere Gelbfärbung der Haut trotz aller anderen Behandlungsversuche bemerken. Dieser Punkt wird von den Ärzten als Dekompensation bezeichnet und zeigt an, daß die bisherigen Reserven sich dem Ende zuneigen. Dies ist oft der Zeitpunkt für die Meldung zur Transplantation, da jetzt auch der Patient mehr Einsicht in den fatalen Verlauf seiner Erkrankung nimmt. Bei Kindern ist aufgrund der schlechten Prognose einer Leberzirrhose und der langen Wartezeit die Anmeldung zur Transplantation möglichst frühzeitig vorzunehmen.

Trotz vieler Versuche, die Prognose für einen Patienten errechnen zu können, gibt es bis heute kein allgemeingültiges Modell hierfür. Letztendlich können die behandelnden Ärzte mit ihrer ganzen Erfahrung Ihnen nur einen ganz persönlichen und individuellen Ratschlag geben. In einem ruhigen Gespräch sollten Sie dieses mit den Ärzten erörtern und eventuell nochmals z.B. mit Ihrem Hausarzt, sicher aber mit Ihrer Familie besprechen.

Organisation und Koordinierung

Falls Sie bei Eurotransplant als aktueller Transplantationskandidat gemeldet werden, besprechen die Ärzte und Koordinatoren noch Einzelheiten mit Ihnen. Sie müssen dann auf jeden Fall ständig erreichbar sein. Das gilt 24 Stunden rund um die Uhr, alle Wochenenden und Feiertage selbstverständlich mit eingeschlossen. Bitte besprechen Sie es frühzeitig mit dem betreuenden Arzt, falls irgend etwas wichtiges dazwischen kommen sollte und Sie beispielsweise das Einzugsgebiet unbedingt verlassen müssen. Sollte ein Spenderorgan für Sie zur Verfügung stehen, so muß die Transplantations-Klinik innerhalb weniger Minuten mit Ihnen über Ihren derzeitigen Gesundheitszustand sprechen und Sie gegebenenfalls binnen kurzer Zeit ins Krankenhaus holen können. Falls Sie weiter entfernt wohnen, wird ein entsprechender Transportweg zuvor ausgearbeitet und organisiert. Viele Patienten haben sich einen Cityruf-Empfänger oder einen Eurosignal-Empfänger zugelegt, so daß sie weiter mobil bleiben können und nicht an das häusliche Telefon gebunden sind. Sie haben dieses als sehr angenehm empfunden. Bei der Beschaffung kann Ihnen die Klinik oft behilflich sein. Besprechen Sie diese Dinge mit Ihrer Transplantations-Klinik, man wird dort auf Sie zukommen. Cityruf-Empfänger werden auch vom Bundesverband der Organtransplantierten in Duisburg (Adresse siehe Anhang) verliehen.

Patient-Arzt-Pflegepersonal

Die Lebertransplantation ist ein insgesamt sehr großes Unternehmen, bei dem viele Beteiligte mitarbeiten. Der Erfolg ist nur durch ein eingespieltes Team sicherzustellen, bei welchem der Patient die zentrale

Rolle einnimmt. Weitere Beteiligte sind Frauen und Männer aus der Gruppe der Ärzte, des Pflegepersonals, der Laborangestellten, der Röntgenassistenten und viele mehr. Am meisten kommen Sie natürlich mit den Ärzten und dem Pflegepersonal in Kontakt. Wichtig ist dabei ein gutes Vertrauensverhältnis zwischen den Ärzten und dem Pflegepersonal einerseits und Ihnen als Patient andererseits. Dieses ist oft nicht einfach vorhanden, sondern muß aktiv aufgebaut werden. Freundlichkeit, Offenheit und Mitarbeit sind dabei auf allen Seiten, Patient wie Ärzte und Pflegepersonal, eine notwendige Grundlage. Sicherlich wird sich nicht zu jedem Mitarbeiter des Teams ein so guter Kontakt aufbauen lassen. Die Natur der Menschen ist eben zu unterschiedlich und muß respektiert werden. In jedem Team findet sich aber sicher der eine oder die andere, zu dem sich ein gutes Vertrauensverhältnis aufbauen läßt. Bitte bedenken Sie jedoch, daß Ärztinnen, Ärzte, Schwestern und Pfleger auch nur Menschen sind, mit allen ihren Stärken und Schwächen.

Im Verlauf der weiteren Behandlung sind Ärzte verschiedener Fachrichtungen mit der Betreuung des transplantierten Patienten beschäftigt. Dieses können Chirurgen, Internisten, Kinderärzte und einige andere sein. Auch ist die weitere Betreuung je nach Transplantations-Klinik etwas anders geregelt. Sicher ist jedoch, daß Sie immer von einem Transplantations-erfahrenen Arzt betreut werden, egal welcher eigentlichen Fachrichtung. Aus diesem Grunde haben wir diesen Arzt im folgenden Text meist mit Transplantations-Arzt oder auch Arzt der Transplantationsnachsorge-Ambulanz bezeichnet, unabhängig also von seiner eigentlichen Fachrichtung.

Rechtliche Grundlagen

Alle gesetzlichen Regelungen für die Organspende greifen nur dann, wenn diese von allen Beteiligten, also auch den vorher betreuenden Ärzten, Schwestern und Pflegern, mit ihrem ganzen Herzen und Engagement unterstützt werden. Dazu gehört auch, daß wirklich alles für einen Patienten getan wird, solange noch irgendeine Behandlungschance, die sein Leben retten könnte, besteht. Erst wenn dieses wirklich verneint werden kann, darf die Frage der Organspende auftreten. Sowohl die katholische wie auch die evangelische Kirche befürworten unter diesen Aspekten die Organspende als Akt der christlichen Nächstenliebe, mit dem Kranken geholfen werden kann. Neben den rechtlichen Gegebenheiten muß das gesellschaftliche Umfeld stimmen und jeglicher Verdacht unlauterer Vorgänge bei der Organspende geklärt werden. Nur dann kann die Zahl der Organspenden zum Wohle der wartenden Patienten erhöht werden. Gleichzeitig bedarf es ruhiger und gewissenhafter Aufklärungsarbeit und einer sinnvollen organisatorischen Unterstützung der Krankenhäuser.

Leider sind in anderen Ländern wiederholt Hinweise auf unlautere und kriminelle Vorgehensweisen bei der Organspende zutage getreten. Die internationale Gesellschaft der Transplantationsmediziner hat diese Tatbestände scharf verurteilt. Aber auch Menschen aus unseren Ländern haben sich dabei diese oft fatalen Umstände zu Nutzen gemacht, indem sie als Patienten in Anbetracht ihrer schweren Erkrankung sich in anderen Ländern bei bekanntermaßen höherem Operationsrisiko eine Niere transplantieren ließen. Für den Bereich der Lebertransplantation ist diese allerdings nicht bekannt und dürfte aufgrund der erheblich schwierigeren Operation und anderer Begleitumstände derzeit nicht von Bedeutung sein. Da jeder Staat seine gültigen Rechtsnormen nur bei sich anwenden kann, muß die Beurteilung dieser Situation jedem Menschen selber überlassen bleiben.

Kriterien der Organspende

Wichtig zu wissen ist, daß nur ein sehr kleiner Teil der verstorbenen Patienten als hirntote mögliche Organspender in Frage kommen. Alle Patienten, die beispielsweise wegen Herz-Kreislauferkrankungen oder wegen Krebserkrankungen, mit Ausnahme einiger nur auf das Gehirn beschränkter Tumore, sterben, scheiden von Anfang an aus. Lediglich Patienten, welche die Kriterien des Hirntodes erfüllen, frei von übertragbaren und bedeutsamen Erkrankungen sind und eine guterhaltene Organfunktion haben, kommen hierfür in Betracht. Hirntod heißt dabei, daß die Gehirnfunktion vollständig und definitiv erloschen ist, die Beatmung aber über eine Maschine noch sichergestellt wird und das Herz für diese Zeit noch funktioniert. Damit können für einige Stunden bis wenige Tage der Kreislauf aufrechterhalten und die Organe des Körpers, unter anderen auch Leber und Nieren, noch funktionsfähig gehalten werden.

An Todesursachen kommen dabei oftmals isolierte Verletzungen des Schädels oder spontane Blutungen aus zerplatzen Hirngefäßen in Betracht. Die obere Altersgrenze eines Spenders wird immer weiter ausgedehnt. Dabei lassen sich die Nieren eines 70jährigen Spenders noch transplantieren, während die Leber in der Regel bei solch einem Spender nicht mehr verwandt würde. Aber Notfälle können Ausnahmen hiervon bedingen, und feste Regeln lassen sich nicht aufstellen. Bedeutsam ist jedoch der gravierendere Mangel an Organen für erkrankte Kinder.

IM VERLAUF DER TRANSPLANTATION

Einberufung und unmittelbare Vorbereitung

Wenn ein Leberorgan für Sie zur Verfügung steht, werden Sie stationär in der Transplantations-Klinik aufgenommen, um mit den Vorbereitungen sofort zu beginnen. Einige aktuelle Blutproben müssen noch gemacht werden. Andere Untersuchungen werden auf den neuesten Stand gebracht. Eine Ärztin oder ein Arzt der Anästhesieabteilung wird Sie noch sehen, als Vorbereitung für die kommende Narkose. Mit einer Trinklösung oder einem Schwenkeinlauf wird der Darm gereinigt, damit sich dort möglichst wenig Bakterien befinden. Dieses hilft Ihnen nach der Operation ganz bedeutend und ist daher sehr wichtig. Eine Schwester oder ein Pfleger der Station wird bei allen Vorbereitungen behilflich sein. Dieses entspricht der Routinevorbereitung, wie auch bei anderen Operationen des Bauchraumes.

Spenderorganentnahme

Wenn von Eurotransplant ein Spenderorgan gemeldet wird, setzt sich die Transplantations-Klinik unverzüglich mit dem Krankenhaus in Kontakt, wo der Organspender sich befindet. Nach Überprüfung aller Daten wird dann die Entnahmeoperation vorbereitet. Findet sich in der Nähe des Krankenhauses ein Chirurg mit Erfahrung in der Organentnahme, so kann diese Operation von ihm durchgeführt werden. Ansonsten wird ein Team der Transplantations-Klinik zu diesem Krankenhaus fahren und die Leber entnehmen. Dies geschieht in zeitlicher Abstimmung mit den anderen Teams, welche Herz, Lungen und Nieren entnehmen.

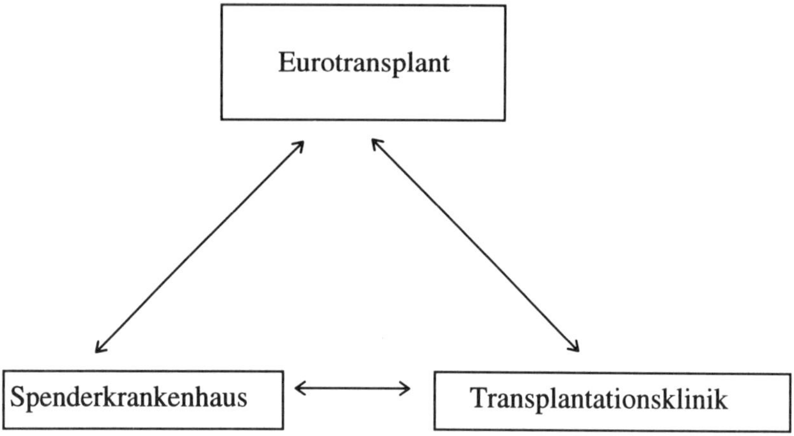

Abb. 5: Nach Meldung eines Organspenders über Eurotransplant muß das weitere Vorgehen eng mit den anderen Institutionen abgestimmt werden.

Bei der eigentlichen Entnahme werden die Organe mit einer eiskalten Lösung durchspült. Früher war dieses eine Lösung mit bestimmten Salzen, die sogenannte Euro-Collins-Lösung. Heute verwendet man für die Leber die UW- oder die HTK-Lösungen, die viel genauer auf die kalten Konservierungsbedingungen der Leber abgestimmt wurden. Bei der Entnahme dürfen keine Gefäße verletzt werden, da sie nachher bei der Transplantation sehr genau aneinander genäht werden müssen. Der Transport eines solchen Organes erfolgt dann in sterilen Beuteln, mehrfach verpackt und auf Eis. In der Transplantations-Klinik wurden dann meistens schon alle Vorbereitungen begonnen, so daß es ohne Verzug weitergehen kann.

Die Bedingungen für die Konservierung einer Leber in kaltem Zustand konnten heute durch diese neuen Lösungen bedeutend verbessert werden. Während früher nur etwa 6-8 Stunden zur Verfügung standen, bis die Leber wieder an den Blutfluß angeschlossen sein mußte, kann man heute auch über zehn Stunden hinaus die Leber konservieren. Trotzdem gilt in der Regel: je kürzer die Zeit, desto besser.

Ablauf der Lebertransplantation

Bei der eigentlichen Operation wird zuerst die Bauchdecke durch einen Querschnitt im Oberbauch eröffnet. Oft wird dieser Schnitt nach oben hin noch etwas fortgeführt. Danach kann zunächst die alte erkrankte Leber langsam und vorsichtig entfernt werden. Die einzelnen Gefäße, welche zur Leber führen, müssen dazu aufgesucht und freipräpariert werden. Im Anschluß daran werden sie schrittweise unterbunden und durchtrennt. Da die Leber oftmals durch Voroperationen verwachsen ist oder sich auch durch die Lebererkrankung Blutumgehungskreisläufe und Blutgerinnungsstörungen ergeben haben, ist dieses eigentlich der schwierigste Teil. Wenn notwendig, werden dazu alle zur Verfügung stehenden Mittel wie Thermokauter, Infrarotkoagulation, Ultraschallmesser, Argon-Gas-Strahler und Laser eingesetzt. Die bewährte Operationstechnik und ein eingespieltes Team helfen dabei, zügig voranzuschreiten.

Während die Leber entfernt ist, muß in der Regel Blut von der unteren Körperhälfte über eine mechanische Pumpe wieder zum Herzen zurückgeführt werden, da der natürliche Rückfluß über die untere Hohlvene für einige Zeit unterbrochen sein wird. Hierzu ist es in der Regel erforderlich, durch einen kleinen Hautschnitt in einer Leistenbeuge, wie aber auch in einer Achsel Gefäße aufzusuchen, über welche das Blut in dieser Zeit umgeleitet wird. Alle diese Wunden werden nachher sorgsam wieder verschlossen.

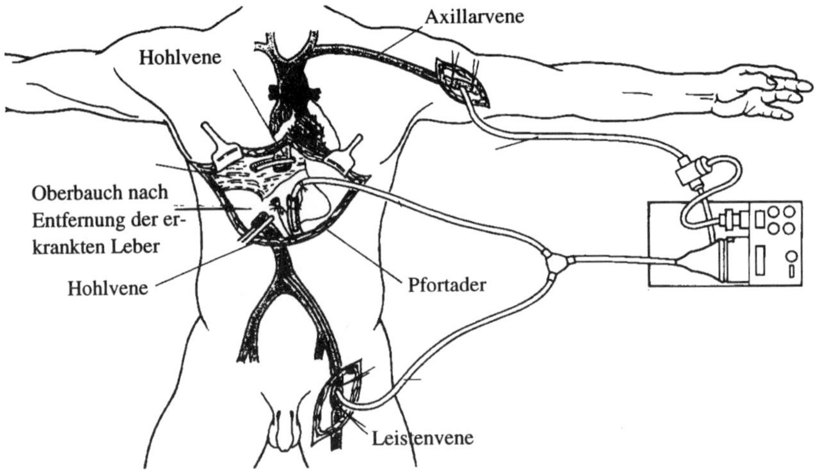

Abb. 6: Blut wird während eines Teils der Operation aus der unteren Körperhälfte über Schlauchleitungen und eine Pumpe wieder von oben dem Herz zugeführt.

Die neue Leber wird noch einmal vorbereitet für die eigentliche Transplantation. Dabei werden alle Gefäße und der Gallengang sauber präpariert und dargestellt. In diesem Rahmen wird in der Regel auch von der neuen Leber die Gallenblase entfernt. Diese könnte sonst im späteren Verlauf zu Entzündungen und Problemen führen. Für Sie als Patient hat die Gallenblasenentfernung kaum Auswirkungen und erhöht eher die Sicherheit.

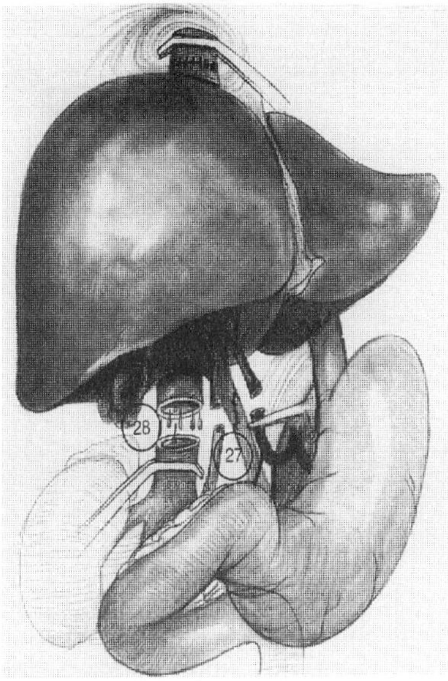

Abb. 7: Zur Transplantation vorbereitete Leber mit Gefäßen und Gallengang.

Nach Hineinlegen des so vorbereiteten Organes werden dann zunächst die Hohlvene oberhalb der Leber, die Hohlvene unterhalb der Leber, die Pfortader, die Leberarterie und zuletzt der Gallengang aneinandergenäht. Hierzu werden spezielle, sehr dünne, aber hoch reißfeste Fäden benutzt. Nach einer genauen Durchsicht auf eventuelle Blutungsquellen wird dann die Bauchdecke wieder schichtweise verschlossen. Alles zusammen ergibt eine mehrstündige Operation.

Die ganze Zeit wird ein mehrköpfiges Team über Sie wachen. Dem Operateur assistieren zwei bis drei weitere Chirurgen und eine OP-Schwester. Diese hat wiederum ein oder zwei Helfer für Handreichungen. Das Anästhesie-Team besteht in der Regel aus einem Arzt und einer Anästhesieschwester/-pfleger. Eine medizinisch technische Assistentin unterstützt sie und mißt in kurzen Abständen verschiedene Blutwerte, die zur weiteren Operationsführung wichtig sind.

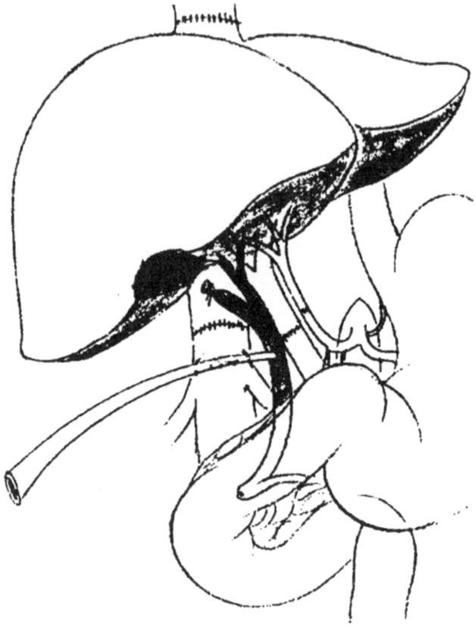

Abb. 8: Mit dünnen, aber hoch reißfesten Fäden wird nacheinander zunächst die Hohlvene oberhalb der Leber, die Hohlvene unterhalb der Leber, die Pfortader, die Leberarterie und zuletzt der Gallengang aneinandergenäht.

Leberteiltransplantation

In einzelnen Fällen muß von dem oben angegebenen Operationsablauf teilweise abgewichen werden. Wenn eine Spenderleber zu groß ist, zum Beispiel wenn dringend eine Leber für ein Kind benötigt wird und nur die Leber eines Erwachsenen zur Verfügung steht, dann kann die Leber mit chirurgischen Mitteln verkleinert werden. Dies geschieht vor der eigentlichen Lebertransplantation auf einem Seittisch. Da sich Blutgefäße und Gallengang beim Eintritt in die Leber für die rechte und linke Seite aufteilen, können diese Strukturen vorsichtig in dem Lebergewebe aufgesucht und die Abgänge nach einer Seite unterbunden werden. Hierdurch erhält man einen Teil der Leber mit allen wichtigen Strukturen, welcher nachfolgend verpflanzt werden kann. Nach erforderlicher Größe wird jeweils die rechte oder linke Seite für die Transplantation vorbereitet. Da die linke Seite kleiner als die rechte ist, wird diese in der Regel für Kinder genommen.

Unter besonderen Umständen können bei sehr genauer Präparation beide Seiten, also rechts und links transplantiert werden. Hierbei müssen allerdings die zentralen Gefäße bei einer Seite verbleiben. Auf der anderen Seite müssen teilweise Ersatzstücke dazwischen gesetzt oder andere Verbindungen geschaffen werden. Dadurch können rechte und linke Leberseite getrennt transplantiert werden. Durch die umfangreichen Arbeiten und Veränderungen an der Leber ist jedoch auch das Risiko für beide Empfänger etwas erhöht. Aus diesem Grunde ist diese Teilung der Leber kein Routineverfahren für jegliche Transplantation. In Anbetracht der dringenden Situation eines Patienten kann es jedoch angebracht sein, auf dieses Verfahren zurückzugreifen.

Da besonders für kleine Kinder viel zu wenig Transplantate zur Verfügung stehen, hat man diese Technik der Leberteiltransplantation auch dazu angewandt, um ein Leberteil von einem der Eltern zu entnehmen und dieses dem Kind zu transplantieren. Dieses Verfahren wird jedoch ausschließlich nur zwischen Eltern und Kindern angewandt. Bei Bedarf können Sie weitere Einzelheiten bei Ihrem Transplantationszentrum erfahren.

Kurz nach der Transplantation

Nach der Operation werden Sie für einige Tage auf der Intensivstation verbleiben. Eine Schwester oder ein Pfleger wird Sie dort rund um die Uhr betreuen und alle Organfunktionen überwachen. Ärzte sind ständig dort, um bei Problemen zu helfen. Zunächst wird eine Maschine Ihnen noch beim Atmen helfen. Sobald Sie aus der Narkose erwacht sind, die eventuell etwas länger anhält als die eigentliche Operation, um Ihrem Körper noch Zeit zum Erholen zu geben, wird man versuchen die Beatmung zu beenden. In der Regel werden Sie in dieser Zeit noch schläfrig sein und kaum merken, daß dann auch der Schlauch entfernt wird, der durch den Mund oder die Nase die Beatmungsluft zur Luftröhre führt. Bei einem planmäßigen Ablauf können Sie einige Zeit danach schon etwas trinken. In der folgenden Zeit erfolgt der weitere Nahrungsaufbau wie nach jeder anderen Bauchoperation zuerst meist mit Suppe und dann einer allmählichen Steigerung.

Bitte teilen Sie dem Pflegepersonal und den Ärzten mit, falls Sie sich unwohl fühlen oder falls Sie Schmerzen haben sollten. Dies muß nicht sein! Man wird Ihnen dann entsprechende Medikamente geben. Sie brauchen sich hierüber aber keine Sorgen zu machen. Das Pflegepersonal erkennt schnell, falls Sie Schmerzmittel benötigen. Andere Patienten berichten, daß sie dieses nicht beeinträchtigt hat. Schmerzmittel sind auch wichtig, damit Sie ungehindert atmen können. Das kräftige Durchatmen ist überhaupt eines der wichtigsten Dinge nach einer solchen Operation. Üben Sie dies schon vorher täglich mehrmals!

Bei einigen Patienten kann es nach der Operation für wenige Tage zu Verwirrungszuständen kommen. Dies soll Sie und Ihre Angehörigen nicht beeinflussen, da der Zustand sich nach wenigen Tagen wieder spontan zurückbildet. Leider kommt durch die ständig notwendige Überwachung der Schlafrhythmus durcheinander. Man wird daher versuchen, Sie, sobald es medizinisch vertretbar ist, wieder auf eine der Normal-Stationen zurückzuverlegen.

Besuche von Angehörigen sind, entsprechend der auf der jeweiligen Station geltenden Besuchszeiten, auch auf der Intensivstation immer willkommen. Bitte klären Sie aber die Einzelheiten mit Ihrer Klinik, da es teilweise unterschiedliche Regelungen gibt. Einschränkend empfiehlt es sich jedoch, daß der Patient am ersten Tag nach der Operation noch keinen Besuch erhalten sollte. Desweiteren sollten Personen, die einen aktiven Infekt haben, aufgrund der in den ersten Tagen sehr starken Immunsuppression nicht in die Nähe des Patienten kommen. Denken Sie daran, daß jeder Besuch den Patienten auch anstrengt und er genügend Ruhe braucht, um sich zu erholen. Bitte sprechen Sie die Schwestern, Pfleger, Ärztinnen und Ärzte an. Sie werden Ihnen gerne mit Rat und Tat zur Seite stehen.

BESONDERHEITEN NACH DER TRANSPLANTATION

Immunologische Eigenschaften der Leber

Nach langen Forschungsarbeiten sowohl im Bereich der klinischen Medizin wie auch der Grundlagenforschung im Labor erscheint es, als ob die Leber etwas widerstandsfähiger gegen Abstoßungsreaktionen des Empfängers ist. Dies gilt im Vergleich mit der Nierentransplantation und Herztransplantation. Die Gründe dafür sind uns aber heute nur zum Teil bekannt. Zum einen verursacht die Leber wahrscheinlich weniger Abstoßungsprozesse, zum anderen beeinflußt sie eventuell den Körper im Hinblick auf eine Abschwächung der Immunantwort. Zusätzlich ist sie auch bei ablaufenden Immunprozessen widerstandsfähiger. Dieses darf aber nicht dazu führen, die notwendige Medikation abzusetzen. Diese ist auf jeden Fall lebenslänglich erforderlich und wird im folgenden Text näher erläutert. Trotzdem kann aufgrund dieser Besonderheiten der Leber meist ein erfreulich guter und stabiler, langfristiger Verlauf erwartet werden.

Bösartige Veränderungen

Erwähnt werden muß jedoch ein prinzipielles Risiko einer immunsuppressiven Therapie, nämlich die Entwicklung von malignen, also bösartigen Veränderungen. Besonders gilt dieses für bösartige Veränderungen der weißen Blutzellen (Lymphom) und der Haut. Diese treten bei transplantierten Patienten insgesamt gesehen vermehrt auf, betroffen sind aber aus der Zahl der Patienten nur einige.

Über die Jahre hat es sich gezeigt, daß hiervon besonders die Patienten betroffen sind, welche insgesamt mehr oder stärkere immunsuppressive Medikamente gebraucht haben. Die maligne Veränderung der weißen Blutzellen (Lymphom) geht dabei meist auch mit einer Virusinfektion (Epstein-Barr-Virus-Infektion) einher. Insofern ist heute die Hoffnung berechtigt, daß bei insgesamt doch geringerer Dosierung weniger dieser Veränderungen entstehen. Grund für die häufigeren malignen Veränderungen ist wahrscheinlich, daß unser Körper ständig kleinste solcher Veränderungen bemerkt und bekämpft, nach einer Transplantation aber durch die Immunsuppression dazu nicht mehr so gut in der Lage ist. Durch die ständigen Nachsorgen und frühzeitiges Entdecken läßt sich jedoch eine Behandlung bei Bedarf möglichst früh einleiten, wenn gute Möglichkeiten gegeben sind. Betroffen sind aber wie oben erwähnt nur einige der vielen transplantierten Patienten.

CMV-Infektion

Ähnliches gilt auch für eine besondere Infektion, die sogenannte CMV-Infektion (Zytomegalie-Virus-Infektion). Während viele von uns dieses Virus im Körper haben, ohne dadurch krank zu sein, ist jedoch der immunsupprimierte Patient eher anfällig für eine regelrecht krankmachende Infektion. Wenn der Patient das Virus nicht schon zuvor mit sich trägt, was sogar gut möglich erscheint, so kann es durch das transplantierte Organ oder Blutkonserven übertragen werden. Auch wenn man die Blutkonserven heute aussuchen und filtern kann, so kann man dies bei der geringen Auswahl der zur Verfügung stehenden Organe nicht berücksichtigen. Wie erwähnt kann der Patient oft schon Träger dieses Virus sein, und es kommt dann nach der Transplantation zu einer Aktivierung der Infektion.

Glücklicherweise läßt sich diese Infektion heute mit Medikamenten gut angehen. Zur Vorsorge gegen eine solche Infektion kann der Teil der Patienten, welcher ein größeres Infektionsrisiko hat, an mehreren Tagen nach der Transplantation Immunglobuline erhalten. Dieses sind hochwirksame Eiweißstoffe, welche einen Schutz gegen eine solche CMV-Infektion bieten, da sie das Virus abfangen und der Körper es so zerstören kann. Dieses ähnelt der körpereigenen Immunabwehr nach einer Schutzimpfung. Solch ein Vorgehen wird von vielen Kliniken entsprechend gewählt. Teilweise wird auch allein oder zusätzlich eine Vorsorge mit anderen Medikamenten angestrebt. Hierzu wird Zovirax (Azyclovir) oder auch Cymeven (Ganciclovir) eingesetzt, welche die Vermehrung der Viruspartikel hemmen.

Sollte doch eine regelrechte Infektion erfolgt sein und eine Behandlung notwendig machen, so werden in der Regel Immunglobuline und Cymeven (Ganciclovir) eingesetzt. Oftmals wird gleichzeitig die Dosierung der immunsuppressiven Medikamente reduziert, um dem Körper eine bessere Immunabwehr zu erlauben. Dieses geschieht unter sorgfältiger Überwachung.

MEDIKAMENTE

Immunsuppressive Medikamente

Wenn Sie den operativen Teil hinter sich haben, werden Sie feststellen, daß das schwierigste hinter Ihnen liegt. Wie auch immer, für die Wiederherstellung Ihres Gesundheitszustandes sowie für die kontinuierliche Funktion der neuen Leber ist die genaue Balance der Medikamente entscheidend.

Normalerweise schützt sich der Körper selbst gegen das Eindringen fremder Objekte, zum Beispiel Krankheitserreger oder ein fremdes Organ, durch sein Immunsystem. Nach einer Transplantation muß das Immunsystem daher teilweise gezähmt oder besser gesagt geleitet werden, um eine Abstoßung der neuen Leber zu verhindern. Dieses erfolgt durch die Einnahme von immunsuppressiven Medikamenten.

Immunsuppressiva sind Medikamente, die Sie für den Rest Ihres Lebens einnehmen müssen! Sie beinhalten eingreifende Substanzen, die, um die Nebenwirkungen möglichst klein zu halten, exakt nach Anweisung dosiert werden müssen. Eine zu geringe Einnahme dieser Arzneien würde dem Immunsystem erlauben, die neue Leber zu zerstören. Bei einer Überdosierung könnte es zu erhöhter Infektanfälligkeit und weiteren Nebenwirkungen kommen. Eigenmächtige Veränderungen der Medikamenteneinnahme können unabänderliche Konsequenzen nach sich ziehen. So kann es zu schwerwiegenden Abstoßungsreaktionen oder Infekten kommen.

Einige dieser immunsuppressiven Medikamente sind:

- Prograf (Tacrolimus)
- Sandimmun Optoral (Ciclosporin)
- Imurek (Azathioprin)
- Decortin-H (Prednisolon)
- ATG
- Orthoclone (OKT3)
- monoklonale Antikörper gegen den Interleukin-2-Rezeptor

Falls Sie doch einmal die Einnahme eines Medikamentes vergessen sollten, so nehmen Sie **bitte nicht die doppelte Menge** zum nächsten Termin ein. Sollten Sie dieses einige Stunden später bemerken, so können Sie das Medikament noch nachträglich einnehmen und die nächste Gabe um ein bis zwei Stunden herauszögern. Als grobe Richtlinie gilt, daß Sie ansonsten beim folgenden Termin die normale Dosis einnehmen können und eine viertel Dosis zusätzlich. Ab dann müssen die genauen Dosierungsintervalle wieder eingehalten werden. Richten Sie sich aber zunächst nach etwaigen Anweisungen Ihrer Transplantations-Klinik. Einzelheiten sollten Sie mit Ihrem Tansplantations-Arzt besprechen oder bei dringenden Problemen telefonisch Rücksprache halten.

Wichtig zu wissen ist auch, daß die verschiedenen Transplantations-Kliniken die Medikamente etwas unterschiedlich anwenden. In den ersten Tagen werden teilweise verschiedene Medikamente kombiniert. Allen ist gemein, daß die anfangs starke Abstoßungsreaktion Ihres Körpers gegen das fremde Organ unterdrückt werden soll. Über die Jahre konnte gezeigt werden, daß man mit verschiedenen Wegen zum Erfolg kommen kann. Trotzdem ist es immer wieder gerechtfertigt, nach Verbesserungen zu suchen. Einzelheiten der Medikamentenzusammenstellung wird man in der Klinik mit Ihnen besprechen.

Allgemein gilt, daß alle Medikamente in der ersten Phase nach der Transplantation höher dosiert werden müssen, aber im Laufe der Zeit für einige der Medikamente die Dosis deutlich gesenkt werden kann. Dies führt in der Regel auch dazu, mögliche Nebenwirkungen zu vermindern.

Immunsuppressive Medikamente müssen frühzeitig vor Ihrer Entlassung bei Ihrer Apotheke am Wohnort angefordert werden, da sie wahrscheinlich dort nicht vorrätig sind. Ein entsprechendes Rezept wird man Ihnen ausstellen. Bitte sagen Sie oder Ihre Familie in Ihrer Apotheke jedoch rechtzeitig Bescheid.

Rechnen Sie frühzeitig nach, wieviel Medikamente Sie für eine Woche oder einen Monat benötigen. Es ist sehr wichtig, in die Zukunft zu planen, um immer eine ausreichende Menge davon in Reserve zu haben. Besonders sollen Sie längere Feiertage, Urlaub und Reisen in Ihrer Kalkulation beachten, da diese Medikamente normalerweise nur auf Bestellung in einer Apotheke erhältlich sind. Beim Apothekennotdienst werden sie in aller Regel nicht verfügbar sein. In dringenden Notfällen müssen Sie sich an die Transplantations-Klinik oder eine andere nahegelegene Transplantations-Abteilung wenden.

Auf den folgenden Seiten sollen nun die immunsuppressiv wirksamen Medikamente kurz beschrieben werden mit ihrer richtigen Einnahme und ihren wichtigsten Nebenwirkungen.

Prograf (Tacrolimus)

Ein neues Medikament mit dem Namen Prograf (Tacrolimus; bisher FK 506) steht für die immunsuppressive Behandlung bei lebertransplantierten Patienten seit einigen Jahren zur Verfügung. Dieses Medikament wird aus einem Pilz gewonnen und führt zu einer Verringerung der Aktivität weißer Blutzellen, die ansonsten zur Abstossung eines Transplantates führen würden. Durch regelmäßige Messung des Medikamentenspiegels im Blut muß man die Dosierung des Medikamentes den persönlichen Gegebenheiten anpassen. Jeder Mensch nimmt unterschiedliche Mengen der Substanz über den Darm auf und verbraucht auch unterschiedliche Mengen im Körper.

Bei der Einnahme von Tacrolimus können folgende Nebenwirkungen auftreten: eingeschränkte Nierenfunktion, eventuell mit Veränderung der Laborwerte, erhöhter Blutdruck, Zittern und Gefühlsstörungen an Armen und Beinen, erhöhte Ansteckungsgefahr bei Infektionen, hohe Blutzuckerwerte, Magen-Darm-Beschwerden mit Appetitlosigkeit, Übelkeit und Erbrechen, Schlafstörungen oder Kopfschmerz.

Die Nebenwirkungen werden geringer, je weniger mit fortschreitender Zeit eingenommen werden muß und je niedriger der Tacrolimusspiegel im Blut gehalten werden kann. Jedoch muß auf eine ausreichende Unterdrückung der Abstoßungsreaktionen geachtet werden. Hierbei besteht die Kunst darin, einen optimalen Kompromiß zwischen der Vermeidung von Abstoßungsreaktionen und Nebenwirkungen zu finden. Gerade hierfür sind die Blutspiegelmessungen sehr wichtig. Die Einnahmemenge des Medikamentes soll nur von dem behandelnden Transplantations-Arzt verändert werden. Auch bei einer möglichen Reduzierung der Einnahmemenge müssen Sie davon ausgehen, daß Sie dieses Medikament lebenslang nehmen müssen.

Erhältlich ist Prograf als Lösung zur Injektion in die Venen oder als Kapsel.

Prograf (Tacrolimus) kann kurz nach der Operation über Infusionen in die Venen gegeben. Bevorzugt wird aber von Anfang an die Gabe zum Schlucken oder wenn Sie noch nicht schlucken können über eine Magensonde, da auf diesem Wege die Wirkung besser ist.

Zur Einnahme der Kapseln empfiehlt es sich, diese mit viel Fruchtsaft oder Wasser zu sich zu nehmen. Grapefruitsaft darf wegen einer Unverträglichkeit mit der Medikamentenzubereitung nicht genommen werden. Die Kapseln sollten mindestens eine Stunde vor oder 2 bis 3 Stunden nach einer Mahlzeit eingenommen werden.

Normalerweise sollte die Medikamenteneinnahme um 8.00 und 20.00 Uhr erfolgen. Falls Sie diese Zeiten nach Ihrer Entlassung für ungünstig halten, können Sie eine Änderung der Medikamenteneinnahmezeit mit Ihrem behandelnden Transplantations-Arzt besprechen. Die genaue Menge der Kapseln oder das genaue Abmessen des täglich einzunehmenden Granulates werden die Ärzte Ihnen anhand der Blutspiegelmessungen mitteilen.

Sandimmun - Sandimmun Optoral (Ciclosporin)

Sandimmun bzw. Sandimmun Optoral (Ciclosporin) ist ein immunsuppressives Medikament, das besonders zu einer Verringerung der Aktivität spezieller weißer Blutzellen führt. Diese würden in ihrer ursprünglichen Form transplantiertes (fremdes) Gewebe im Körper angreifen und zerstören. „Sandimmun" ist dabei der Name für die Darreichungsform als Infusion, während die Form zum Schlucken „Sandimmun Optoral" heißt. Durch regelmäßige Messung des Medikamentenspiegels im Blut kann man die Dosierung des Medikamentes den persönlichen Gegebenheiten anpassen. Jeder Mensch nimmt unterschiedliche Mengen der Substanz über den Darm auf und verbraucht auch unterschiedliche Mengen im Körper.

Bei der Einnahme von Ciclosporin können folgende Nebenwirkungen auftreten: erhöhter Blutdruck, Zittern von Armen und Beinen, verstärktes Haarwachstum, Schwellung und Entzündung des Zahnfleisches, eingeschränkte Nierenfunktion, eventuell mit Veränderung der

Laborwerte, erhöhte Ansteckungsgefahr bei Infektionen, Magen-Darm-Beschwerden mit Appetitlosigkeit, Übelkeit und Erbrechen, Hautausschlag oder Hitzegefühl nach Einnahme des Medikamentes.

Die Nebenwirkungen werden geringer, je weniger mit fortschreitender Zeit eingenommen werden muß und je niedriger der Ciclosporinspiegel im Blut gehalten werden kann. Jedoch muß auf eine ausreichende Unterdrückung der Abstoßungsreaktionen geachtet werden. Hierzu besteht die Kunst darin, einen optimalen Kompromiß zwischen der Vermeidung von Abstoßungsreaktionen und Nebenwirkungen zu finden. Gerade hierfür sind die Blutspiegelmessungen sehr wichtig. Die Einnahmemenge des Medikamentes soll nur von dem behandelnden Transplantations-Arzt verändert werden. Auch bei einer möglichen Reduzierung der Einnahmemenge müssen Sie davon ausgehen, daß Sie dieses Medikament lebenslang nehmen müssen.

Erhältlich ist Sandimmun Optoral entweder als Lösung oder als Kapsel. Die Lösung hat für manche Zeiten den Vorteil, daß sie variabler dosiert werden kann und einfacher zu schlucken ist. Die meisten Patienten empfinden aber die Kapseln langfristig als praktischer, gerade auch für unterwegs.

Zur Einnahme der Sandimmun Optoral Lösung empfehlen sich Porzellan- oder Glasgefäße. Ungeeignet sind Styroporgefäße, da diese porös sind und das Medikament absorbieren können. Um den Geschmack zu verbessern, empfiehlt es sich, die Medikamentenlösung mit Orangensaft oder Apfelsaft zu mischen. Das Getränk sollte dann gleich eingenommen werden, so daß sich die Flüssigkeit nicht wieder absetzt. Grapefruitsaft darf wegen einer Unverträglichkeit mit der Medikamentenlösung nicht genommen werden.

Sandimmun wird kurz nach der Operation zunächst täglich über Infusionen in die Venen gegeben. Nachher wird es dann auf die Lösung bzw. die Kapseln umgestellt. Normalerweise sollte die Medikamenteneinnahme um 8.00 und 20.00 Uhr oder um 8.00, 14.00 und 22.00 Uhr erfolgen. Falls Sie diese Zeiten nach Ihrer Entlassung für ungünstig halten, können Sie eine Änderung der Medikamenteneinnahmezeit mit Ihrem behandelnden Transplantations-Arzt besprechen. Die genaue Menge der Kapseln oder das genaue Abmessen der täglich einzunehmenden Lösung werden die Ärzte Ihnen anhand der Blutspiegelmessungen mitteilen.

Imurek (Azathioprin)

Imurek (Azathioprin) ist ein weiteres immunsuppressiv wirkendes Medikament, welches Sie nach der Transplantation manchmal erhalten. Es wird meist als Zugabe zu Sandimmun (Ciclosporin) gegeben, um die Dosis davon etwas geringer halten zu können. Direkte Blutspiegeluntersuchungen werden hierbei nicht durchgeführt. Einige Blutwerte wie Leukozyten- und Thrombozytenzahl oder Merkmale der Erythrozyten geben jedoch indirekte Hinweise für die Dosierung.

Während der ersten Tage nach der Transplantation wird das Medikament intravenös über eine Infusionsleitung gegeben, nachher stehen Tabletten zur Verfügung. Die Einnahme der Tabletten ist in der Regel unproblematisch. Die Dosierung wird, da es in Kombination mit den anderen Medikamenten zusammen wirkt, eher gering angesetzt. Trotzdem sollten die Dosierungsrichtlinien genau befolgt und nur nach Rücksprache mit dem Transplantations-Arzt verändert werden. Nur ein Teil der Patienten erhält diese Zusatzmedikation.

Decortin-H (Prednisolon)

Decortin-H (Prednisolon) ist ein Steroidhormon und ganz ähnlich einem Hormon, welches der Körper selbst produziert. Häufig ist die Gruppe der Medikamente, zu der es gehört, unter dem Begriff Cortison bekannt. Es wird im Zusammenhang mit anderen Medikamenten zur Verhütung von Abstoßungsreaktionen verordnet. Mit fortschreitender Zeit wird die Dosierung hiervon erniedrigt, so daß auch die Nebenwirkungen in aller Regel besser werden. Wenn für lange Zeit nach der Transplantation die Leberfunktion sehr gut verlaufen ist, so gibt es bei einigen Patienten eventuell die Möglichkeit, die Einnahme dieses Medikamentes ganz zu beenden. Dieses darf jedoch nur unter sorgfältigen Laborkontrollen und Überwachung durch den Transplantations-Arzt erfolgen.

Zu möglichen Nebenwirkungen gehören:

1. Magenunwohlsein durch die Produktion vermehrter Magensäure mit der Möglichkeit der späteren Entstehung eines Magengeschwüres mit eventuell auftretender Magenblutung. Diese Unverträglichkeit kann vermindert werden durch die Einnahme von Säurehemmern. Weiter empfiehlt es sich, das Medikament nicht auf leeren Magen einzunehmen. Auf

vermehrtes Trinken von stark säurehaltigen Fruchtsäften sollte verzichtet werden.

2. Schwellung von Gesicht, Händen oder Gelenken: Diese Einlagerungen von Flüssigkeit (Ödeme) können auftreten bei verminderter Salzausscheidung durch die Niere. Daher ist es wichtig, Salz bei allen Speisen nur sehr sparsam zu verwenden.

3. Gewichtszunahme: Dieses kann bedingt sein durch einen erhöhten Appetit, aber auch durch Ödeme, also Flüssigkeitseinlagerung. Aus diesem Grunde sollten Sie mindestens einmal wöchentlich Ihr Gewicht kontrollieren und notieren.

4. Erhöhte Infektanfälligkeit: speziell in den ersten Monaten nach der Transplantation, bedingt durch die dann noch höhere Einnahme von Decortin-H (Prednisolon). Sie sollten in dieser Zeit einen näheren Kontakt zu Patienten mit infektiösen Erkrankungen vermeiden. Erhöhte Temperatur (über 37,8^{o}C) oder Fieber (über 38,0^{o}C) können häufig erste Zeichen beginnender Infektionen sein (siehe dazu Kapitel Temperatur und Infektionen).

5. Erhöhter Blutzucker: Dieser kann gegebenenfalls bei hoher Einnahme von Decortin-H auftreten und würde einer milden Zuckerkrankheit (Diabetes mellitus) entsprechen. Falls dieses bei Ihnen der Fall sein sollte, werden Sie von Ihrem behandelnden Arzt gegebenenfalls bezüglich einer Diät informiert. Da im Laufe der Zeit Decortin-H aber weiter reduziert wird, verbessert sich auch diese Nebenerscheinung, und der Blutzukkerwert kann sich normalisieren.

6. Stimmungsschwankungen: Diese nur manchmal auftretende Erscheinung wird sich ebenfalls stark vermindern, sobald eine niedrigere Dosis des Medikamentes eingenommen wird.

7. Steroid-Mangel: Ihr Körper produziert normalerweise eine dem Decortin-H fast identische Substanz, die lebenserforderlich ist. Durch die nun tägliche Einnahme von Decortin-H kann der Körper gegebenenfalls seine eigene Produktion dieser Substanz vermindern oder ganz einstellen. Falls Sie nun aus irgend einem Grund die Einnahme des Medikamentes stoppen würden, wird Ihre körpereigene Produktion zuerst einmal für einige Wochen oder Monate nicht ausreichend sein. Verschiedene Nebenef-

fekte können daraus resultieren, wie Durchfall, Erbrechen, niedriger Blutdruck bis hin zu lebensbedrohlichen Krankheitsbildern. Beenden oder reduzieren Sie deshalb niemals ohne ärztliche Anordnung Ihre Medikamenteneinnahme.

8. Osteoporose: Dieser Abbau von Knochensubstanz kann bei längerer Einnahme von Decortin-H auftreten. Im langen Verlauf kann es dadurch zum Einbrechen von Wirbelkörpern oder auch dem Hüftkopf-Knochen kommen. Mit Medikamenten kann man die Knochensubstanz aber teilweise wieder etwas stärken, gleichzeitig ist eine erhöhte Kalzium-Einnahme wie z.B. mit Milch oder als Medikament hilfreich. Ihr Transplantations-Arzt wird Ihnen gegebenenfalls entsprechendes verordnen.

Antiseren und monoklonale Antikörper

ATG, ein Antiserum, sowie der monoklonale Antikörper OKT3-Orthoclone und monoklonale Antikörper gegen den Interleukin-2-Rezeptor sind hocheffektiv wirkende Medikamente gegen eine Untergruppe der weißen Blutzellen, nämlich die Lymphozyten. Durch die Gabe hiervon wird die Zahl oder die Aktivität dieser Zellen im Blut deutlich erniedrigt und damit die Immunantwort gegen das fremde Gewebe reduziert. Um dies zu erreichen, erhalten Sie in einigen Kliniken sofort nach der Operation für wenige Tage eines dieser Präparate als Infusion. Andere Kliniken geben nur die zuvor beschriebenen Medikamente.

Auch wenn im späteren Verlauf eine starke Abstoßung auftreten sollte, welche nicht durch andere Medikamente kontrolliert werden kann, wird die Gabe eines dieser Medikamente als Infusion eventuell notwendig werden. Meist macht dies einen Aufenthalt in der Klinik erforderlich, jeweils in Abhängigkeit der individuellen Umstände. In diesem Zusammenhang ist es wichtig zu wissen, daß Sie nach einer solchen Therapie für einen gewissen Zeitraum empfänglicher für Infektionen sind. Die im übrigen Text aufgeführten Schutzmaßnahmen sollten Sie daher in dieser Zeit besonders beachten.

Weitere Medikamente

Einige andere Medikamente, welche Sie eventuell auch nach der Entlassung aus dem Krankenhaus einnehmen müssen, sollen im folgenden besprochen werden. Vor der Entlassung wird man Sie über jedes einzelne Medikament und dessen richtige Einnahme informieren.

Blutdrucksenkende Medikamente (Antihypertensiva) werden bei Blutdruckerhöhung verordnet, welche durch die Einnahme von Ciclosporin, Tacrolimus oder Decortin-H bewirkt sein kann. Die Häufigkeit der Einnahme richtet sich ganz nach der Höhe des Blutdruckes und wird wahrscheinlich zwischen ein- bis dreimal täglich variieren. Bei normalisierten Blutdruckwerten, häufig nach Reduktion der Immunsuppression, kann das Medikament allmählich vermindert und eventuell ganz abgesetzt werden. Eventuell wird es jedoch nötig sein, ein Blutdruckmeßgerät zu kaufen, damit Sie zu Hause regelmäßig Ihren Blutdruck überwachen können. (Bitte schauen Sie unter "Blutdruckbestimmung" nach). Bezüglich der Finanzierung können Sie eine Rücksprache mit Ihrer Krankenkasse halten.

Medikamente gegen Pilzbefall (Antimykotika) werden eventuell verordnet zur Verhütung von Infektionen im Mund-, Darm- und Genitalbereich. Diese Medikamente sollten, wenn verordnet, immer nach den Mahlzeiten und vor dem Schlafengehen eingenommen werden. Um die beste Wirksamkeit zu erreichen, sollten Mund und Backentaschen zusätzlich noch mit einem darin getränkten Wattebausch abgetupft bzw. das Medikament mit der Zunge etwas verteilt werden.

Säurehemmer (Antazida) oder **Säureblocker** werden eingenommen, um die Säurebildung im Magen zu unterdrücken bzw. schon gebildete Säure zu binden. Verschiedene Gründe wie zum Beispiel die Einnahme von Medikamenten können für solche Beschwerden von Bedeutung sein.

Medikamente gegen Bakterien (Antibiotika) müssen bei bakteriellen Infektionen verordnet werden. Vor der ersten Antibiotikagabe wird Ihr Arzt routinemäßig Kulturen von Blut, Urin und Rachenabstrich anlegen, um die genauen Erreger bestimmen zu können. Antibiotika werden auch teilweise vor bestimmten Untersuchungen bzw. vorbeugend gegen Infektionen gegeben.

Wasserausscheidende Medikamente (Diuretika) müssen gelegentlich eingenommen werden, falls eine vermehrte Wassereinlagerung im Gewebe auftritt. Eine tägliche Gewichtskontrolle ist dann von außerordentlicher Wichtigkeit, um den Effekt dieses Medikaments zu überwachen. Bei einer entwässernden Behandlung ist es hilfreich, Nahrungsmittel mit hohem Kaliumgehalt (Bananen, Orangensaft) zu sich zu nehmen, solange kein erhöhter Kaliumspiegel im Blut vorliegt. Bitte beachten Sie die Hinweise Ihres Transplantations-Arztes.

Gerinnungshemmende Medikamente (Antikoagulantien) sind Medikamente zur Verminderung von Blutklumpenbildung (Blutthromben) in Arterien und Venen. Diese werden nur bei wenigen Patienten verordnet.

Bitte keine zusätzlichen Medikamente einnehmen oder verordnete absetzen ohne Absprache mit dem Transplantations-Arzt.

Zusammengefaßt sei zu sagen, daß jeder Patient seine spezielle Medikation benötigt, ausgerichtet auf die besonderen Bedürfnisse und Umstände nach der Lebertransplantation. Nur die Medikamente, welche von Ihrem Arzt verschrieben wurden, sollten eingenommen werden.

WICHTIGES FÜR DIE ERSTE ZEIT DANACH

Wundpflege

Die Entfernung der Drainagen und Katheter erfolgt innerhalb weniger Tage nach der Transplantation. Einzelne Katheter müssen vielleicht etwas länger verbleiben. Die Pflege wird in der Regel von den Schwestern und Pflegern durchgeführt, da diese Stellen sehr sauber gehalten werden müssen. Auch die anderen Verbände können nach wenigen Tagen entfernt oder zumindest reduziert werden. Sollten Sie merken, daß ein Verband feucht wird und erneuert werden muß, so sagen Sie bitte Bescheid.

Wenn Sie nach Hause entlassen werden, haben Sie normalerweise keinen Verband mehr. Sollte doch noch etwas benötigt werden, so werden Sie meist gebeten, den regelmäßigen Wechsel selbst vorzunehmen. Der Wechsel dieser dann nur noch kleinen Verbände oder Pflaster für einige Tage wird Ihnen sicher keine Mühe bereiten. Schwestern und Pfleger werden Ihnen dieses vorher gerne zeigen. Bei den ambulanten Kontrollen wird dann jeweils auch nach der Wunde geschaut.

Bitte informieren Sie jedoch umgehend Ihre Transplantationsnachsorge-Ambulanz, falls Ihnen etwaige Veränderungen an der Wunde auffallen wie zum Beispiel:

- Rötung
- Schmerzen
- Schwellung
- Geruch

Körperpflege

Die Wunde braucht nach der Operation nur wenige Tage, um sich zu schließen; das neue Narbengewebe benötigt jedoch einige Wochen, um sich zu festigen. Aus diesem Grunde sollten Sie die Haut in diesem Bereich für mehrere Wochen schonen und gut pflegen. Eine normale Fettcreme kann regelmäßig einmassiert werden. Spezielle Wundheilsalben sind nicht notwendig. Vermehrte Sonnen- und UV-Strahlung sollte für einige Monate nicht an die Narbe gelangen.

Wenige Tage nachdem die letzte Drainage entfernt wurde, können Sie wieder duschen bzw. ein Bad nehmen. Sollte die Wunde mit sichtbaren Fäden vernäht oder geklammert worden sein, dann müssen Sie zusätzlich bis einen Tag nach Entfernen der Fäden oder Klammmern warten.

Sandimmun kann zu Zahnfleischwucherungen führen. Daher ist es empfehlenswert, eine weiche Zahnbürste zu benutzen und bei der täglich mehrmaligen Pflege auch das Zahnfleisch vorsichtig mit zu massieren. Bitte wechseln Sie die Zahnbürste regelmäßig, damit sich keine Bakterien daran ansammeln können. Achten Sie auf Veränderungen im Mund bei der täglichen Zahnhygiene.

Für die persönliche Hygiene ist tägliches Duschen mit regelmäßiger Haarwäsche notwendig. Unterwäsche und Strümpfe sollten täglich gewechselt werden. Hemden oder Blusen sollten nicht mehr als zwei Tage getragen werden.

Temperatur

Falls bei Ihnen eine erhöhte Temperatur von 37,8°C für länger als 12 Stunden besteht oder ein plötzliches Fieber über 38,0°C auftritt, sollten Sie bitte umgehend Ihren behandelnden Transplantations-Arzt benachrichtigen.

Infektionen

Wenn Sie Immunsuppressiva einnehmen, wird die Funktion Ihres Immunsystems herabgesetzt, um eine Abstoßungsreaktion des neuen Organes zu verhindern. Hierdurch wird aber auch Ihre Widerstandskraft gegen Infektionen verringert. Infektionen können dabei von Bakterien, Viren oder Pilzen ausgehen. Aus diesem Grunde sollten Sie Kontakte zu Personen, welche an frischen, ansteckenden Infektionen, wie zum Beispiel Erkältungskrankheiten, Grippe oder Kinderinfektionskrankheiten wie Windpocken, Masern, Mumps, Röteln oder Scharlach, erkrankt sind, meiden. Dieses gilt auch für den Umgang mit erkrankten Personen, die übertragbare Erkrankungen wie zum Beispiel Gürtelrose, Hepatitis oder Tuberkulose haben.

Achten Sie auf gute persönliche Hygiene. Besonders das Händewaschen ist dabei immer von großer Bedeutung. Sollten Sie kleine Hautkratzer oder Wunden haben, so desinfizieren Sie diese sofort. Mittel hierzu sollten Sie immer zu Hause haben. Sollten sich irgendwo, besonders auch im Rachen, Beläge, Bläschen oder Geschwüre bilden, so informieren Sie sofort Ihren Transplantations-Arzt. Kontrollieren Sie dieses regelmäßig. Bei Auftreten von weißen Flecken im Rachen sollten Sie sofort die Behandlung mit einem Medikament gegen Pilzbefall wieder beginnen und gleichzeitig einen Arzt aufsuchen. Bei Auftreten von Ausfluß sollten Frauen sofort ihren Frauenarzt konsultieren.

Ihren Transplantations-Arzt müssen Sie benachrichtigen, wenn ein anhaltender Husten oder Auswurf auftritt, erhöhte Temperatur von 38,0°C, Schüttelfrost, Erkältung, Grippe, Schwellung, Rötung, Schmerzhaftigkeit einer Wunde, Übelkeit, Erbrechen oder Durchfall, ein Harnwegsinfekt, erhöhte Müdigkeit oder Mattigkeit sowie Appetitlosigkeit.

Haben Sie niemals an einer der folgenden Kinderkrankheiten gelitten: Mumps, Röteln, Masern, Pfeiffersches Drüsenfieber (Mononukleose) oder Windpocken oder falls Sie sich nicht daran erinnern können, aber jetzt mit einer entsprechend erkrankten Person in Berührung gekommen sind, informieren Sie bitte umgehend Ihr Transplantationszentrum. Diese Infektionskrankheiten sind gefährlich für Patienten, die unter einer immunsuppressiven Therapie stehen. Spezielle Maßnahmen wie zum Beispiel die Gabe von Immunglobulinen zur passiven Impfung und zur Verhütung einer Erkrankung müssen gegebenenfalls innerhalb von 72 Stunden erfolgt sein. Entsprechendes gilt auch, wenn Sie Kontakt zu einer Person mit einer aktiven, infektiösen Hepatitis A, B oder C hatten.

Viele Infektionen können mit einer richtigen Gabe von Antibiotika teilweise auch zu Hause gut behandelt und geheilt werden. Dieses sollte nur in Absprache mit dem Transplantations-Arzt erfolgen. Zu beachten ist dabei je nach den Begleitumständen der Infektion und der Notwendigkeit zur Behandlung, daß einige Medikamente die transplantierte Leber schädigen können und daher nur mit Vorsicht unter genauer Beobachtung eingenommen werden sollten.

Abstoßungsreaktionen

Ihr Körper betrachtet die transplantierte Leber als einen eingedrungenen Fremdkörper und versucht, sie zu zerstören. Dieser Vorgang wird als Abstoßungsreaktion bezeichnet und entwickelt sich dynamisch. Von unterschwelligen, eventuell immer ablaufenden Mechanismen können sich weitergehende Abstoßungsprozesse von schwächeren bis hin zu stärkeren Graden entwickeln. Nahezu alle Patienten werden ein- bis mehrmals verstärkte Abstoßungsreaktionen während ihrer Erholungsphase erleben. Am häufigsten treten diese in den ersten drei Monaten nach der Transplantation auf. Prinzipiell können Abstoßungsreaktionen aber zu jeder Zeit auftreten, ob im Krankenhaus oder später nach der Entlassung, dann allerdings seltener.

Unterschieden werden dabei drei verschiedene Formen der Abstoßung, die beschleunigte, die akute und die chronische. Die beschleunigte Form tritt unmittelbar nach der Transplantation auf und wird durch schon vorhandene, im Blut gelöste Stoffe (Antikörper) vermittelt. Wichtiger ist die sogenannte akute Abstoßung, welche durch einen Teil der weißen Blutzellen, die Lymphozyten, verursacht wird. Dieses ist die häufigste Abstoßung, gegen die sich auch die meisten der benutzten Medikamente richten. Sie kommt vermehrt in den ersten Wochen nach der Transplantation vor, kann aber jederzeit auch später auftreten. Die chronische Abstoßung ist ein eher schleichender Prozeß, der über längere Zeit verläuft. Hiervon werden nur einige Patienten betroffen, wobei die heutigen Behandlungsmöglichkeiten noch unzureichend sind.

Normalerweise sind Abstoßungsreaktionen nicht einfach zu erkennen, zeigen sich aber häufig in den routinemäßigen Blutuntersuchungen. Diese sind daher von großer Bedeutung und geben meist einen frühzeitigen Hinweis. Sollten hierbei Besonderheiten auftreten, so werden die Untersuchungen teils wiederholt, um Laborunterschiede auszuschließen. Erst später im Verlauf treten andere, klinische Symptome auf. In der Regel ist dann eine Abstoßungsreaktion schon weit fortgeschritten.

Anzeichen für Abstoßungsreaktionen können zum Beispiel das Ansteigen der folgenden Blutwerte sein:

- SGPT
- SGOT
- AP
- Bilirubin
- Gamma-GT

Klinische Symptome von weiter fortgeschrittenen, stärkeren Abstoßungsprozessen:

- Müdigkeit
- Trägheit (Lethargie)
- Appetitlosigkeit
- Fieber
- Schmerzen des Bauchraumes
- Lehmfarbener Stuhl
- Dunkler Urin
- Gelbfärbung von Augenskleren und Haut

Falls bei Ihnen eines dieser Symptome auftreten sollte, informieren Sie bitte SOFORT einen Arzt Ihrer behandelnden Transplantationsnachsorge-Ambulanz.

Eine akute Abstoßungsreaktion kann in den meisten Fällen erfolgreich unter Kontrolle gebracht werden, wenn die Behandlung unverzüglich erfolgt. Eine Biopsie (kleine Gewebsentnahme aus dem Organ mittels einer Nadel durch die betäubte Haut) wird meist erforderlich werden, um eine genaue Diagnose stellen zu können.

Möglichkeiten zur Kontrolle von Abstoßungsprozessen:

- Intravenöse Gabe von hochdosierten Steroiden wie Ultracorten H, Urbason
- Prograf (Tacrolimus) - Dosiserhöhung
- Sandimmun Optoral (Ciclosporin) - Dosiserhöhung
- Decortin-H - Dosiserhöhung
- Imurek (Azathioprin),
- OKT3-Orthoclone oder ATG.

Das Auftreten einer verstärkten Abstoßungsreaktion bedeutet nicht, daß Ihre Leber verloren ist, allerdings ist eine sofortige Behandlung erforderlich.

Spezielle Probleme nach der Operation

Neben allen den Besonderheiten, auf die schon hingewiesen wurde, sollen noch einige spezielle Probleme nach der Operation angesprochen werden. Blutungen in den Bauchraum sind dabei mit das wichtigste Problem. In einigen Fällen muß bei fortbestehenden Blutungen der Patient noch einmal in den Operationssaal; die Chirurgen werden die Blutungsquelle suchen und das angesammelte Blut entfernen. In der Regel sollte dieser zusätzliche Eingriff dazu führen, daß sich der Patient besser erholt.

Selbstverständlich kann es wie bei anderen Wunden zu Wundheilungsstörungen kommen, begünstigt auch noch durch einige der Medikamente. Hier muß die betroffene Wunde meist regelmäßig ausgespült werden, später eventuell sogar unter der Dusche, um danach neu verbunden zu werden. Unter einer gut verheilten Hautnarbe kann es zu sogenannten Narbenbrüchen kommen. Dieses bedeutet, daß eine eigentlich besonders feste, tiefere Schicht der Bauchdecke auseinanderklafft bei ansonsten gutem Verschluß der Haut. Dieses muß nicht weiter störend sein, kann aber zu einem späteren Zeitpunkt verschlossen werden.

Ein bedeutsames Risiko ist die Entstehung von Thrombosen, also von Blutverklumpungen vor allem in den Beinvenen. Diese können sich lösen und wichtige Gefäße zur Lunge verstopfen. Die wichtigsten Maßnahmen dagegen sind frühe Mobilisierung mit Gymnastik der Beine, frühes und dann regelmäßiges Aufstehen, besondere Anti-Thrombose-Strümpfe für die Beine und die Gabe des Medikamentes Heparin. In der Regel läßt sich eine Thrombose dadurch verhindern.

An den Stellen in der Leiste oder seltener auch in der Achselhöhle, durch welche die Schläuche für die äußerliche Blutzirkulation geführt wurden, kann es zur Ansammlung von Lymphflüssigkeit (Gewebswasser) kommen. Meist sind diese Ansammlungen nur klein, können aber in seltenen Fällen faustgroß und störend sein. Verschiedene konservative Maßnahmen wie Kompression und Wickeln des Beines sowie Lymphdrainage-Massage können eventuell hilfreich sein. Operativ kann versucht werden, die Lymphgefäße aufzusuchen und zu unterbinden.

Die besondere Gefahr der Infektionen wurde schon im Kapitel über die immunsuppressiven Medikamente besprochen.

Blutdruck

Patienten nach einer Lebertransplantation entwickeln häufig einen erhöhten Blutdruck, welcher teilweise durch die immunsuppressive, medikamentöse Therapie bedingt sein kann. Viele Patienten benötigen deshalb auch nach der Entlassung eine Dauerbehandlung mit blutdrucksenkenden Medikamenten (Antihypertensiva). Wenn die immunsuppressiven Medikamente mit zunehmender Dauer nach der Transplantation langsam etwas reduziert werden, dann kann sich der Blutdruck auf normale Werte senken. Allerdings kann jeder Patient anders reagieren. Bei den Transplantations-Nachsorgekontrollen wird deshalb der Blutdruck wiederholt gemessen. Über die Gabe von blutdrucksenkenden Medikamenten muß jeweils individuell entschieden werden.

Der Blutdruck ist ein Maß für den Tonus (Spannungszustand) der Gefäße und die Kraft, mit welcher das Herz das Blut durch den Körper pumpt. Der höchste Druck besteht, wenn das Herz das Blut in die Arterien preßt. Diesen bezeichnet man als systolischen Blutdruck (erste Zahl, höherer Wert). Der diastolische Druck (zweite Zahl, niedrigerer Wert) stellt den Ruhedruck im Gefäßsystem während der kurzen Herzpause dar. Die Werte werden dargestellt zum Beispiel als 140/80 (systolisch/diastolisch).

Für die Patienten, welche sich den Blutdruck zu Hause messen möchten, hier eine Anleitung. Bitte beachten Sie, daß der Blutdruck im Liegen oder bei entspanntem Sitzen gemessen werden sollte:

Messen Sie immer am gleichen Arm. Legen Sie die Blutdruckmanschette um den Oberarm, so daß die untere Kante der Manschette ca. 3 cm über dem Ellbogen ist. Bei einem kombinierten Blutdruckmeßgerät, zu dem man kein Stethoskop benötigt, muß die Blutdruckmanschette in der Armbeuge anliegen. Wickeln Sie die Manschette gut sitzend um den Arm, und schließen Sie den Klettverschluß.

Verschließen Sie das Ventil der Handpumpe. Setzen Sie das Stethoskop auf. Suchen Sie mit den Fingerspitzen nach der Arteria brachialis (Armarterie), die in der Mitte der Ellenbeuge zu finden ist. Plazieren Sie die flache Seite des Stethoskops über der Arteria brachialis.

Pumpen Sie mit der Handpumpe die Blutdruckmanschette auf, bis Sie keinen Puls mehr hören können. Dieses sollte bei erhöhtem Blutdruck auf der Skala 180-200 mm sein. Öffnen Sie langsam die Schraube an der Handpumpe, und lassen Sie die Luft langsam und gleichmäßig austreten. Beobachten Sie dabei bitte das Meßgerät an der Pumpe.

Merken Sie sich den Punkt auf der Skala, an welchem Sie den ersten pulsierenden Ton vernehmen. Diese erste, höhere Zahl bezeichnet man als den systolischen Blutdruck. Notieren Sie ihn, damit Sie ihn nicht vergessen.

Lassen Sie langsam weiter Luft aus der Manschette, und achten Sie auf den Moment, wenn der pulsierende Ton leiser wird und dann verschwindet. Dies ist der zweite Wert, den man als diastolischen Blutdruck bezeichnet. Bitte notieren Sie diesen ebenfalls.

Falls Sie den pulsierenden Ton nicht deutlich hören können, öffnen Sie die Schraube und lassen Sie die gesamte Luft aus der Manschette austreten. Warten Sie einige Minuten, bis der Arm wieder vollständig durchblutet ist, und beginnen Sie mit der Messung von Anfang an.

Ein letzter Hinweis: Pumpen Sie niemals die Manschette wieder auf, nachdem Sie nur einen Teil der Luft abgelassen haben. Dieses kann zu falschen Werten führen!

Gewicht und Schlaf

Falls Sie bereits vor der Transplantation sehr wenig Appetit hatten, wird es einige Zeit dauern, bis Sie Ihren optimalen Gesundheitszustand wieder erreicht haben. Es ist nicht ungewöhnlich, in der Vor- und Nachoperationsphase mehrere Kilogramm an Gewicht zu verlieren. Nach der Transplantation sollten Sie daher anstreben, ein Idealgewicht zu erreichen. Dieses liegt in etwa zwischen folgenden Werten: Körpergröße minus 100 in Kilogramm bis Körpergröße minus 100 minus 10% in Kilogramm. Eine ausgewogene Ernährung mit ausreichender Kalorien-, Eiweiß- und Vitaminzufuhr wird Ihnen dabei helfen und ist das Wichtigste, worauf Sie achten sollten.

Um eine bessere Gewichtskontrolle zu gewährleisten, sollten Sie sich anfangs täglich, später einmal wöchentlich zur selben Zeit wiegen und Ihr ermitteltes Gewicht notieren. Vielen Problemen kann durch ein konstantes Idealgewicht, auch wenn es schwerfällt, vorgebeugt werden.

Gesunder Schlaf ist sicher auch sehr wichtig. Gerade die ersten Wochen und Monate benötigen Sie noch mehr Ruhe. Sicher ist dann ein Mittagsschlaf oder einfach eine Ruhephase sehr hilfreich. Dieses sollte aber nicht so ausgedehnt sein, daß Sie abends dann Schwierigkeiten haben einzuschlafen. Bei Schlafstörungen sollten Sie unbedingt mit Ihrem Transplantations-Arzt Rücksprache halten. Denken Sie daran, daß Schlafmittel durch die Leber abgebaut werden müssen, und nehmen Sie diese nicht ohne Rücksprache. Ein gesundes Maß an körperlicher Betätigung ist wahrscheinlich die beste Schlafhilfe.

Retransplantation

Die Notwendigkeit einer Retransplantation kann durch eine Abstoßungsreaktion, Infektion oder durch ein anderes Versagen des neuen Organs entstehen. Diese Situation kann noch während der stationären Phase oder später nach der Entlassung auftreten. Was auch immer der Grund sein mag, die Notwendigkeit einer Retransplantation kann im vorhinein niemals ganz ausgeschlossen werden. Dieses kann eine furchterregende Tatsache werden für Patienten und Angehörige, Sie sollten trotzdem aber Ihre Ruhe bewahren. Patienten machen in dieser Situation verschiedene Empfindungen durch, wie zum Beispiel Ärger, Frustration oder Entäuschung. Der Zustand kann sich von einem Tag zum anderen dramatisch verändern, und daher ist für jeden eine schrittweise Bewältigung der Ereignisse erforderlich. Wichtig ist jedoch zu wissen, daß eine Retransplantation ganz entscheidend zur Besserung des Patienten beitragen kann. Damit ist dies eine sehr hilfreiche Möglichkeit, um den langfristigen Erfolg zu sichern.

Wie bereits im Kapitel Abstoßungsreaktionen beschrieben, ist die Beachtung einiger wichtiger Regeln von außerordentlicher Bedeutung, um eine dramatische Situation, die zu einer Retransplantation führen kann, weitgehend zu vermeiden. Dazu zählt:

- Regelmäßige, genaue Einnahme der Medikamente
- Vor Einnahme nichtverordneter Medikamente immer einen Transplantations-Arzt fragen
- Bei Fieber sowie bei Erkrankungen und Infektionen sofort den Transplantations-Arzt aufsuchen

Entlassung

Voraussetzungen der Krankenhaus-Entlassung sind: Die transplantierte Leber funktioniert ordnungsgemäß, Infekte sind nicht mehr vorhanden, und der Medikamentenspiegel im Blut ist über mehrere Tage konstant. Je nach den Umständen werden Sie nach Hause entlassen oder in eine weiter betreuende Klinik. Sie selber müssen aber bis dahin mit den wichtigsten Grundzügen der weiteren Medikamenteneinnahme und der notwendigen Kontrollen vertraut sein. Die weitere Planung der Nachsorgeuntersuchungen wird man ausführlich mit Ihnen besprechen.

TRANSPLANTATIONSNACHSORGE

Auch nach dem Krankenhausaufenthalt im Zusammenhang mit der Transplantation ist für den Patienten eine mehrwöchentliche bis mehrmonatige sehr intensive ambulante Überwachung und später eine lebenslängliche Nachsorge mit regelmäßigen Untersuchungen erforderlich.

Für jeden Patienten muß dabei eine individuelle Form der Transplantationsnachsorge gefunden werden. Nach anfangs häufigen Konsultationen können bei stabiler Organfunktion die Intervalle ausgedehnt werden. Aufgrund zusätzlicher Gegebenheiten bedürfen manche Patienten sicher einer weitergehenden Überwachung, um zum Beispiel wieder auftretende Erkrankungen wie Tumore frühzeitig erkennen oder Entzündungen vermeiden zu können.

Diese Nachsorge wird jeweils in enger Abstimmung der Beteiligten miteinander geplant und durchgeführt werden müssen. Letztlich werden Sie als Patient selber in entscheidendem Maße aktiv daran beteiligt sein. Je nach den Gegebenheiten wird in der Regel in der Transplantationsnachsorge-Ambulanz der Klinik, in welcher Sie transplantiert wurden, die Nachsorge durchgeführt.

Bei Besonderheiten, zum Beispiel wenn ein Patient weiter von der entsprechenden Klinik entfernt wohnt, kann der Hausarzt oder eine örtliche Klinik die routinemäßige Betreuung übernehmen. Trotzdem wird in diesen Fällen meist vereinbart, daß Sie sich in bestimmten Zeitabständen auch wieder in der Nachsorge-Ambulanz Ihrer Transplantations-Klinik zur Kontrolle vorstellen.

Alle Patienten sollten sich einige Zeit nach der Transplantation nochmals bei den Ärzten vorstellen, die Sie zuvor betreut hatten. Zum einen sollten diese über den gegenwärtigen Gesundheitsstand bei Ihnen informiert sein, aber auch den weiteren Verlauf ihrer Bemühungen sehen können.

Transplantationsnachsorge-Ambulanz

In den ersten Wochen finden die Untersuchungen bzw. Blutentnahmen mehrmals wöchentlich statt. Sie sollten sich zu den vereinbarten

Zeiten in der Ambulanz einfinden, damit die entnommenen Blutproben danach zeitgerecht weiter verarbeitet werden können.

Bitte beachten Sie, daß die Einnahme von Sandimmun Optoral (Ciclosporin) bzw. Prograf (Tacrolimus) erst nach der Blutentnahme erfolgen darf, um einen unverfälschten Ciclosporinspiegel im Blut erhalten zu können. Die dabei entstehende Verspätung der Medikamenteneinnahme muß bewußt in Kauf genommen werden, um exakte und über die Zeit vergleichbare Werte zu erhalten.

Zusätzlich können Sie einem der zuständigen Ärzte eventuell aufgetretene Beschwerden oder Probleme mitteilen. Sie sollten sich dazu vorab notieren, was an Besonderheiten seit der letzten Konsultation aufgetreten ist. Als weiteres wird man Ihnen noch in der Sprechstunde oder bei Bedarf später zu Hause telefonisch eventuell notwendige Veränderungen der Medikamenteneinahme mitteilen.

Verläuft in den ersten Wochen alles zur Zufriedenheit, werden die Konsultationen dann nur noch seltener erforderlich und in immer größeren Zeitabschnitten erfolgen. Bei stabiler Organfunktion ist es später nur etwa ein bis zweimal im Monat notwendig, zur Nachsorge zu kommen.

Hausarzt oder örtliche Klinik

Für Patienten, welche nicht direkt in der Nähe der Klinik wohnen, in welcher sie transplantiert wurden, wird es erforderlich sein, eine Nachsorgebetreuung an ihrem Wohnort zu regeln. Bitte sprechen Sie die Ärzte frühzeitig darauf an, damit die notwendigen Schritte eingeleitet werden können. Befindet sich in der Nähe Ihres Wohnorts eine große Klinik, welche über Erfahrung mit Lebertransplantierten verfügt, kann die Betreuung nach Rücksprache auch von dort übernommen werden.

Ansonsten wird man in Absprache mit Ihrem Hausarzt, Ihrem Internisten oder Ihrer lokalen Klinik eine gemeinsame Lösung finden. In diesen Fällen gilt jedoch meist, daß für die ersten Monate nach der Entlassung auch der außerhalb wohnende Patient sich häufig in der Nachsorge-Ambulanz seiner Transplantations-Klinik vorstellen muß. Die anderen Untersuchungen können dann am Wohnort vorgenommen werden. Dieser

Aufwand ist notwendig, um den andauernden Transplantationserfolg sicherzustellen, und liegt letztlich in Ihrem eigenen Interesse.

Begleitende medizinische Untersuchungen

Augenarzt: Einmal jährliche, routinemäßige Augenuntersuchungen sind äußerst wichtig, da es durch die Einnahme von Decortin-H zu Veränderungen der Sehkraft kommen kann. Sie sollten Ihren Augenarzt über alle Ihre Medikamente informieren, insbesondere aber über die genaue Menge Ihrer Decortin-H Einnahme. Untersuchungsscheine hierfür sind in der Transplantationsnachsorge-Ambulanz erhältlich.

Katarakte (Grauer Star) und Glaukome (Grüner Star) können sich entwickeln. Routinemäßige Augenuntersuchungen beinhalten normalerweise keine Tests für diese speziellen Probleme, Sie sollten deshalb gesondert darauf hinweisen. Eine Untersuchung mit der Spaltlampe sowie eine Augendruckmessung werden dabei in der Regel notwendig.

Frauenarzt: Vorsorgeuntersuchungen bei ihrem Frauenarzt sind für alle weiblichen Patienten erforderlich. Einige Wochen bzw. Monate nach der Transplantation wird sich Ihr Menstruationszyklus wieder normalisieren. Nach der Transplantation sollten Sie die wirklich sicherste Verhütungsmethode mit Ihrem Frauenarzt besprechen. Die Häufigkeit von Untersuchungen sollten Sie Ihrem Frauenarzt überlassen. Empfehlenswert ist etwa ein Intervall von einem halben Jahr. Eine Abstrichuntersuchung sollte jeweils durchgeführt werden. Bei Ausfluß sollten Sie Ihren Frauenarzt aber umgehend aufsuchen. Frauen sollten ihre Brustdrüsen monatlich selbst untersuchen.

Prinzipiell sind Schwangerschaften nach Transplantationen möglich. Einen etwaigen Kinderwunsch sollten Sie mit Ihrem betreuenden Transplantations-Arzt besprechen (siehe unter "Schwangerschaft").

Zahnarzt: Regelmäßige zahnärztliche Untersuchungen etwa zweimal im Jahr sind ebenfalls äußerst wichtig. Sie sollten Ihren Zahnarzt über alle Ihre Medikamente informieren. Im besonderen sollten Sie ihn auf die Einnahme von Sandimmun (Ciclosporin) hinweisen. Durch Sandimmun kann es zu einem verstärkten Wachstum des Zahnfleisches kommen, welches sich zurückbilden kann, wenn die Dosis reduziert wird. Dieses ist jedoch individuell unterschiedlich und verändert sich auch während der Zeit.

Falls Sie Probleme mit geschwollenem, schmerzhaftem Zahnfleisch bekommen sollten, kann Ihr Zahnarzt Ihnen sicher einige hilfreiche Ratschläge geben, wie zum Beispiel bestimmte Spülungen, die entzündungshemmend, abschwellend und schmerzlindernd wirken. Ausspülen mit selbstzubereiteter Salzwasserlösung kann ebenfalls Linderung verschaffen.

Bei einer zahnärztlichen Maßnahme, wie Füllungen, Zahnentfernung oder Wurzelbehandlung, müssen Sie Ihren Zahnarzt darauf hinweisen, daß eine antibiotische Behandlung erforderlich wird, um spätere Infektionen zu verhindern. Zu dieser Therapie würden sich u.a. folgende Medikamente empfehlen: Amoxicillin 3 Gramm oral eine Stunde vor dem Eingriff und 1,5 Gramm sechs Stunden nach dem Eingriff oder Penicillin G oral täglich dreimal 1,2 Mega beginnend einen Tag vor dem Eingriff bis einschließlich zwei Tage nach dem Eingriff. Besprechen Sie dieses vor allem mit Ihrem Transplantations-Arzt.

Bei Patienten mit nachgewiesener Penicillinallergie kann nach Rücksprache mit dem Transplantations-Arzt auf Erythromycin dreimal 500 mg pro Tag beginnend einen Tag vor dem Eingriff bis zu einschließlich zwei Tage nach dem Eingriff zurückgegriffen werden.

LABORTESTS UND RESULTATE

Zur richtigen medikamentösen Einstellung und zur Überwachung der verschiedenen Medikamentenspiegel sind während des Krankenhausaufenthaltes und später nach der Entlassung aus dem Krankenhaus regelmäßige Blutentnahmen erforderlich. Viele dieser Tests werden Ihnen schon von der Zeit vor der Lebertransplantation bekannt sein, da Ihr behandelnder Arzt aufgrund des Leberleidens diese häufig durchführen mußte. Diese Untersuchungen sind erforderlich zur genauen Überwachung der Genesung und zu einem besseren Verständnis. In den folgenden Tabellen finden Sie eine Beschreibung der wichtigsten Normalwerte sowie ihre Bedeutung.

Blutsalzgehalt und Blutzellen

Test	Normalwerte*	Bedeutung
Na (Natrium) K (Kalium) Cl (Chlorid) Ca (Kalzium) P (Phosphat)	137-149 mmol/l 3,8-5,2 " 98-111 " 2,1-2,7 " 2,3-4,2 mg/dl	Gehalt der Salze im Blut
Thrombozyten (Blutplättchen)	$200\text{-}400 \times 10^3/mm^3$	Anzahl der Blutplättchen, die bei der Blutgerinnung helfen
Leukozyten (weiße Blutzellen)	$4{,}8\text{-}10{,}8/mm^3$	Anzahl der weißen Blutzellen, die dem Körper bei der Infektabwehr helfen
Hämatokrit	m. 42-52 % w. 37-47 %	Maß für rote Blutkörperchen pro Volumeneinheit

* Die Normalwerte sind Richtwerte, gültig für viele Labors, aber nicht unbedingt allgemein verbindlich. m = männlich, w = weiblich.

Leberfunktion

Test	Normalwerte*	Bedeutung
TPZ (Quick) PTT	70-100 % 30-45 sec	Maß für Fähigkeit der Leber, Faktoren für die Blutgerinnung herzustellen
Bilirubin, gesamt	0,32-1,54 mg/dl	Maß für die Ausscheidung des Gallefarbstoffes
SGOT SGPT Gamma-GT Alkalische Phosphatase	m. bis 18 U/L w. bis 15 U/L m. bis 23 U/L w. bis 19 U/L m. bis 28 U/L w. bis 18 U/L m. bis 195 U/L w. bis 167 U/L	Enzyme, welche auf mögliche Schäden an Leber- oder Gallenwegzellen hinweisen
Gesamteiweiß Albumin	6,6-8,3 g/dl 3,7-5,4 g/dl	Zeigt die Fähigkeit der Leber an, Eiweiße umzubauen

* Die Normalwerte sind Richtwerte, gültig für viele Labors, aber nicht unbedingt allgemein verbindlich. m = männlich, w = weiblich.

Nierenfunktion

Test	Normalwerte*	Bedeutung
Harnstoff Kreatinin	19-52 mg/dl 0,65-1,39 "	Maß für Nierenfunktion

* Die Normalwerte sind Richtwerte, gültig für viele Labors, aber nicht unbedingt allgemein verbindlich. m = männlich, w = weiblich.

Bauchspeicheldrüsenfunktion

Test	Normalwerte*	Bedeutung
Amylase	2,0-31 U/L	Maß für Entzündung der Bauchspeicheldrüse
Blutzucker	50-120 mg/dl	Maß für Insulinproduktion

* Die Normalwerte sind Richtwerte, gültig für viele Labors, aber nicht unbedingt allgemein verbindlich.

BEACHTENSWERTES FÜR ZU HAUSE

Ernährung

Falls Sie bereits vor der Transplantation sehr wenig Appetit hatten, wird es einige Zeit dauern, bis Sie Ihren optimalen Gesundheitszustand wieder erreicht haben. Es ist nicht ungewöhnlich in der Vor- und Nachoperationsphase, mehrere Kilogramm an Gewicht zu verlieren. Nach der Transplantation sollten Sie daher anstreben, ein Idealgewicht zu erreichen. Dieses liegt in etwa zwischen folgenden Werten: Körpergröße minus 100 in Kilogramm bis Körpergröße minus 100 minus 10% in Kilogramm. Eine ausgewogene Ernährung mit ausreichender Kalorien-, Eiweiß- und Vitaminzufuhr wird Ihnen dabei helfen und ist das wichtigste, worauf Sie achten sollten. Prinzipiell haben Sie nach der Lebertransplantation eine normale Leber und können dann auch Lebensmittel mit höherem Fettanteil zu sich nehmen.

Bitte beachten Sie, daß Sie kein rohes Fleisch essen sollten. Hierdurch könnten Keime übertragen werden, welche für Sie sehr gefährlich sein könnten. Wichtig ist auch, daß Sie Gemüse und Salate, soweit diese nicht zur Essenszubereitung geschält oder gekocht werden, sehr gründlich waschen müssen. Dadurch wird verhindert, Keime aus dem Erdboden mit zu verschleppen, welche für Sie gefährlich werden könnten. Auch sollte keine Milch direkt vom Bauernhof getrunken werden, sondern nur nach Abkochen oder wie in der Regel im Laden erhältlich in pasteurisierter Form.

Bezüglich der täglichen Trinkmenge ist ein wichtiger Hinweis notwendig. Einzelne Medikamente können die oftmals schon zuvor gestörte Nierenfunktion beeinträchtigen. Um die Ausscheidung von Schadstoffen und eine weiter gute Nierenfunktion zu gewährleisten, ist eine ausreichende Flüssigkeitsaufnahme von mindestens 1,5 bis 2 Litern täglich notwendig. Vermeiden Sie jedoch zuckerhaltige Getränke, da sie mit ein Hauptgrund für starke Gewichtszunahme sind.

In seltenen Fällen muß nach Rücksprache mit dem Transplantations-Arzt die Nahrungsaufnahme für einige Zeit gesteigert werden. Hierfür bieten sich häufigere und kleine, aber kalorienreiche Zwischenmahlzeiten wie zum Beispiel Rosinen, Käse, Müslis, Vollmilch, Milchreis, Pudding,

Margarine/Butter, Streichkäse usw. an. Meist ist jedoch Übergewicht nach der Transplantation ein Problem, so daß diese Dinge nur in Maßen genossen werden sollten.

Der Bedarf an bestimmten Vitaminen und Mineralien kann nach der Operation erhöht sein (z.B.: Kalzium, Kalium und Magnesium). Manchmal muß dieser erhöhte Bedarf mit einer dementsprechenden Diät bzw. durch eine zusätzliche Gabe von Multivitaminen ausgeglichen werden. Die Einnahme eines Vitaminpräparates kann allerdings niemals als Ersatz einer vollwertigen Ernährung verstanden werden! Der behandelnde Arzt wird bei Bedarf bestimmte Diäten anordnen.

Falls bei Ihnen ein zu niedriger Kaliumgehalt im Blut festgestellt wurde, ist ein Ausgleich durch besonders kaliumreiche Nahrungsmittel sehr hilfreich. Lebensmittel mit einem hohem Kaliumgehalt sind zum Beispiel: Kartoffeln, Bananen, Apfelsinen und Yoghurt. Eine Ernährungsberaterin oder Diätassistentin, die in jeder größeren Klinik ansprechbar ist, kann in diesem Fall umfangreiche Informationen vermitteln und bei speziellen Diäten beraten.

Ein zu niedriger Kalziumspiegel im Blut kann verursacht sein durch eine chronische Lebererkrankung und eine Behandlung mit Steroiden. Kalzium ist besonders wichtig, damit der Knochen seine Festigkeit behält und damit es nicht zur Osteoporose kommt. Falls eine medikamentöse Therapie erforderlich ist, wird dies Ihr Arzt anordnen. Sie selbst können durch eine ausgewogene und kalziumreiche Ernährung dazu beitragen, daß es erst gar nicht zu einem solchen Mangelzustand kommt. Nahrungsmittel mit besonders hohem Kalziumgehalt sind zum Beispiel: Milch, Yoghurt, Käse, Mandeln und grüne Gemüsesorten.

Eine Reduzierung von Salz in der Ernährung kann dabei behilflich sein, eingelagertes Wasser (Ödeme) nach der Transplantation schneller wieder ausscheiden zu können. Ebenfalls kann es bei einer zu salzreichen Ernährung zu Blutdruckerhöhungen kommen. Beschränken Sie salzhaltige Nahrung, und geben Sie kein zusätzliches Salz zu bereits fertig gekochten Speisen hinzu. Verzichten Sie bitte auf Nahrungsmittel wie gesalzene Nüsse, Kartoffelchips und stark gesalzenes Fleisch. Die selbstzubereitete Mahlzeit, die Salz durch die Zugabe von Kräutern und Gewürzen ersetzt, wird sicher in diesem Fall das Beste sein. Falls Ihr Arzt eine strikte, salzarme Diät anordnet, kann Ihnen ebenfalls eine Diätberatung wertvolle und hilfreiche Tips geben.

Auch eine Regulation der Kohlenhydratzufuhr kann vorteilhaft sein. Das bedeutet meistens insgesamt von allem weniger und vor allem weniger Süßes. Der Arzt oder die Diätberatung haben eventuell Informationsbroschüren hierzu. Auch der Patienten-Service der Falk-Foundation (Adresse im Anhang) hat wie auch andere Institutionen interessante Unterlagen. Sicher findet sich im Buchhandel einschlägige Literatur. Kommt es trotzdem bei Ihnen zu einem deutlichen Gewichtsanstieg, kann das Beachten einiger wichtiger Punkte des Essverhaltens sehr hilfreich sein:

- Drei abwechslungsreiche Hauptmahlzeiten einhalten.
- Nicht zu große Portionen zu sich nehmen.
- Möglichst auf zusätzliche süße bzw. fetthaltige Snacks und Zwischenmahlzeiten verzichten.
- Auf regelmäßige Freizeit- und Sportaktivitäten achten.

Dieses sind nur einige generelle Tips zur Ernährung für den lebertransplantierten Patienten. Eine richtige Ernährung ist besonders wichtig in der Rehabilitationsphase, aber auch später, um einen guten Ernährungsstatus zu erreichen im Hinblick auf eine lange Gesundheit mit der neuen Leber. Es gibt jedoch keine Hinweise dafür, daß bestimmte Nahrungsmittel für die transplantierte Leber schädlich wären.

Prinzipielle Ratschläge zu einer ausgewogenen und gesunden Ernährung auch bezüglich der Gewichtskontrolle gelten für einen transplantierten wie für jeden anderen Menschen. Trotzdem dürfen Sie den Leitsatz befolgen, daß Sie wieder Freude am Leben gewinnen können. Lassen Sie sich nicht durch zu strikte Diätpläne davon abbringen.

Alkohol und Nikotin

Da dieser Punkt immer ein heikles Thema sein wird, sollten Sie sich unbedingt nach den Anweisungen Ihrer Transplantations-Klinik richten und bei Unklarheiten dort nachfragen. Sicher ist jedoch, daß alkoholische Getränke bis zu einem halben Jahr nach der Transplantation **absolut nicht** getrunken werden dürfen. Alkohol schädigt Ihre neue Leber und führt zu Veränderungen der Leberfunktionstests. Zusätzlich könnten diese Veränderungen fälschlicherweise als Zeichen einer Abstoßung oder Leberinfektion gedeutet werden.

In der Regel gilt dann weiter ein striktes Alkoholverbot. Wenn Ihr Transplantations-Arzt mit der Leberfunktion sehr zufrieden ist, kann er im Einzelfall nach Ablauf des ersten halben Jahres für besondere Festlichkeiten ein halbes Glas Wein, Sekt oder Bier genehmigen. Sicher muß die Menge auch später selbst bei guter Leberfunktion eng begrenzt werden, das heißt nicht mehr als einmal die Woche ein bis zwei Gläser Wein, Sekt oder Bier! Für viele Patienten wird es sicher beim strikten Verbot bleiben. Bitte besprechen Sie dieses auf jeden Fall mit Ihrem Arzt.

Rauchen ist wie bei jedem anderen Menschen gefährlich. Dem ist eigentlich nichts hinzuzufügen. Sicher nutzt es aber nichts, prinzipielle Verbote auszusprechen, an die sich nachher keiner hält. Deswegen kann man nur an die Raucher appellieren, nach all den überstandenen Problemen der Transplantation doch diesen Punkt, den sie wirklich ganz allein selber in der Hand halten, für sich und ihre Gesundheit zu entscheiden.

Sport- und Freizeitaktivitäten

Je länger Ihre Entlassung aus dem Krankenhaus zurückliegt, um so mehr werden Sie feststellen, daß Sie wieder zu einem normalen Befinden und Leben zurückkehren. Aktivitäten jeder Art sind der Schlüssel zu einer schnellen Genesung. Verschiedene Freizeitaktivitäten können Ihnen hierbei helfen.

Einer der ersten Schritte sind lange Spaziergänge und das Auf- und Abgehen von Treppen. Sie sollten dies wirklich konsequent als Training zur Leistungssteigerung durchführen. Strengen Sie sich aber nicht zuviel an. Später werden Wandern, Radfahren und Schwimmen besonders geeignet sein, um Sie bei Kondition zu halten, den Kreislauf zu trainieren und das Gewicht zu kontrollieren.

Nach einer gewissen Ruhezeit können Sie mit der Ausübung weiterer Sportarten, wie zum Beispiel Tennis oder Gymnastik, beginnen.

Prinzipiell ist Vorsicht geboten bei Sportarten mit einer hohen Verletzungsgefahr, wie Fußball oder Karate. Joggen sollten Sie Ihrem Herz zuliebe nur in Maßen. Besprechen Sie Ihre Pläne kurz mit Ihrem Arzt.

Körperliche Anstrengung

Über einen Zeitraum von etwa drei Monaten nach Ihrer Operation sollten Sie keine Lasten (schwerer als 5 kg) heben. Weitere drei Monate dürfen Sie nicht mehr als 10 kg heben. Auch nach dieser Zeit sollten Sie sich keine zu großen Kraftanstrengungen zumuten, wie zum Beispiel schwere Möbelstücke bewegen oder ähnliche Gegenstände heben.

Schule und Arbeit

Nach der Transplantation wird es Ihnen wieder möglich sein, zu Ihrem normalen Lebensalltag zurückzukehren. Dieses beinhaltet eine Rückkehr in die Gesellschaft, nun nicht mehr benachteiligt durch die vorangegangene Krankheit, sowie eine Wiedereingliederung in einen normalen Berufs- bzw. Schulalltag. Gerade diese Eingliederung hilft dem Patienten oft, sich selbst zu akzeptieren, da auch die Umwelt ihn anerkennt. Für die Genesung ist dies von großer Bedeutung. Der Entschluß, wieder eine geregelte Arbeit aufzunehmen, sollte daher nach Möglichkeit unterstützt werden. Chancen der Halbtagsbeschäftigung, der Heimarbeit sowie Weiterbildungsangebote (zum Beispiel in der Volkshochschule) sollten genutzt werden.

Eine Berufstätigkeit kann bei ansonsten gutem Verlauf nach etwa einem halben Jahr wieder aufgenommen werden. Ein Beginn mit Teilarbeitszeit könnte empfehlenswert sein. Tätigkeiten, bei denen Sie häufig im Kalten und Nassen arbeiten oder regelmäßig mit Lösungsmitteln in Kontakt kommen, sollten Sie vermeiden. Bitte besprechen Sie Ihre Pläne mit einem Arzt aus der Transplantationsnachsorge-Ambulanz. Dort kann man Ihnen bei Wiedereingliederungsmaßnahmen behilflich sein. Sicher stehen Ihnen die Ärzte und Helfer auch für Fragen der Rente, Versicherung und Sozialfürsorge zur Verfügung. Weitere Informationen gibt es vom Bundesverband der Organtransplantierten (Adresse im Anhang).

Sonne

Einzelne Medikamente können gegebenenfalls eine höhere Empfindlichkeit der Haut auf Sonneneinwirkung bewirken und somit eine erhöhte Gefahr von Sonnenbrand verursachen. Aus diesem Grund sollten Sie eine Sonnencreme mit möglichst hohem Sonnenschutzfaktor benutzen. Zu beachten ist auch, daß die Immunsuppression ein erhöhtes Risiko für die Entstehung von Hauttumoren bedeutet.

Führung eines PKW

Für die ersten vier Wochen nach der Entlassung würde man Ihnen raten, nicht selbständig Auto zu fahren. Bevor Sie dann wieder daran denken, mit Ihrem eigenen PKW zu fahren, sollten Sie sich folgende Fragen beantworten:

- Fühlen Sie sich wohl genug, um heute zu fahren?
- Bemerken Sie irgendwelche Nebenwirkungen bedingt durch Medikamente, die zu einer Beeinträchtigung des Fahrverhaltens führen können?
- Fühlen Sie sich bereits wieder so sicher, um bei Streßreaktionen des Autofahrens nicht überfordert zu sein?
- Ist Ihr Reaktionsvermögen ausreichend?

Als kleine Empfehlung möchten wir Ihnen raten, sich in der ersten Zeit nach der Krankenhausentlassung nicht zu viel zuzumuten, um damit nicht sich oder andere zu gefährden. Wenn Sie Zweifel haben und sich nicht sicher sind, so sprechen Sie mit Ihrem Arzt.

Lebensstilveränderungen

Es wird Ihnen schon nach kurzer Zeit auffallen, daß sich Ihre Rolle in Familie und Gesellschaft verändert. Ihr Leben wird nun wieder zu einem ausgeglichenen Dasein tendieren, nicht mehr beeinflußt durch dauernde Krisen oder Krankenhausaufenthalte. Obgleich dieser Lebensstil von allen Patienten bevorzugt wird, kann es lange Zeit dauern, sich darauf wirklich einzustellen. Letztendlich muß dieses Leben erst neu erlernt werden, und dafür brauchen Sie Zeit, Geduld und manchmal Hilfe.

Scheuen Sie sich nicht, Ihre Umgebung sowie Familie, Kollegen und Nachbarn auf Ihre Gedanken oder Probleme anzusprechen. Wenn Sie diese mit anderen teilen, werden Sie den Alltag besser meistern. Ein wirkliches Gespräch ist wichtiger als zehn belanglose Floskeln. Bedenken Sie dabei auch, was Sie alles erlebt haben im Rahmen der Erkrankung, der Operation, der Intensivstation und der weiteren Behandlung. Für andere Menschen ist es oft nicht leicht, dieses nachzuvollziehen.

Sie sollten schon frühzeitig Pläne für Freizeitaktivitäten, Sport und Urlaube schmieden. Ein Engagement in Vereinen, Verbänden oder zum Beispiel in der Gemeinde wird sicher von allen dort Tätigen sehr begrüßt und gibt Ihnen Lebensinhalte und Aufgaben. Sprechen Sie Ihre Mitmenschen an und fragen Sie, wo Sie helfen können und wo Sie gebraucht werden. Dabei ist allerdings Ihr Durchhaltevermögen gefragt. Auch eine Selbsthilfegruppe der Lebertransplantierten kann hier helfen.

Reisen und Urlaub

Kürzere Reisen für einige Tage in naheliegende Gebiete Deutschlands können Sie bei stabiler Transplantatfunktion etwa ein halbes Jahr nach der Transplantation wieder aufnehmen. Nach etwa einem Jahr können Sie dann eventuell weiter entfernte Ziele ansteuern. Maßgebend sind dabei vor allem die stabile Transplantatfunktion, die genaue Absprache mit Ihrem Transplantations-Arzt, eine großzügige Reserve an allen Medikamenten und genaue Verhaltensmaßregeln für unerwartete Zwischenfälle. Prinzipiell gilt, daß ein Anruf in Deutschland bei den Ihnen bekannten Ärzten besser ist als die Nachfrage an einem ortsständigen Krankenhaus, welches sich eventuell nicht mit Fragen der Immunsuppression auskennt. Haben Sie immer Geld oder eine Telefonkarte dafür bereit. Auch sollten Sie den Notfallausweis in Landessprache dabei haben. Ihr Lebensstil sollte sich während der Reise nicht vom Gewohnten ändern, so daß die Blutspiegel der Medikamente gleich bleiben.

Besonders bei Erbrechen oder Durchfall gilt es aufzupassen, da die Blutspiegel des Sandimmun Optoral (Ciclosporin) bzw. Prograf

(Tacrolimus) dadurch drastisch sinken können. Dazu sehr vorsichtig sein mit Trinkwasser, frischem Salat, Obst oder kalten Speisen (weiteres siehe unter "Durchfallerkrankungen").

Bis zu zweimal können Sie die Hälfte der eventuell erbrochenen Menge von Prograf bzw. Sandimmun Optoral nochmals neu zu sich nehmen. Sollten die Beschwerden darüber hinaus anhalten, ist eine Rücksprache mit dem Transplantations-Arzt unerläßlich.

Reisen in Cholera-, Malaria-, Salmonellen- oder Meningokokken-(Gehirnhautentzündung) gefährdete Gebiete sollten möglichst unterlassen werden. Auch sollten Sie übermäßige Hitze vermeiden. Gegen Flugreisen, solange sie nicht mit starken körperlichen Belastungen verbunden sind, bestehen jedoch keine Einwände. Bei Beachtung dieser Vorsichtsmaßnahmen sollten Sie die Reisen genießen und mit viel Freude darangehen. Denken Sie jedoch an eine Auslandskrankenversicherung mit Auslandsrückflugversicherung. Letztere können Sie über den Bundesverband der Organtransplantierten in Duisburg (Adresse siehe Anhang) abschließen.

Zuvor sollten Sie sich auch eine Reiseapotheke zusammenstellen. Hierin sollten auf jeden Fall genügend aller derzeit verabreichten Medikamente enthalten sein, also zum Beispiel Prograf (Tacrolimus), Sandimmun Optoral, Imurek und Decortin-H. Zusätzlich sollten Sie mindestens ein Drittel der für diese Zeit benötigten Menge nochmals in Reserve haben. Teilen Sie die Medikamente auf, und tragen Sie die eine Hälfte direkt bei sich. Die andere Hälfte jedes Medikamentes können Sie dann in einem Gepäckstück verstauen. Auch bei Verlust eines Koffers müssen Sie über einen genügenden Vorrat verfügen. Sollten Sie weitere Medikamente wie z.B. Moronal häufiger benötigen, müssen Sie hiervon einen Vorrat einpacken. Eine Packung Kohletabletten für auftretende Durchfallerkrankungen und einige Schmerz- und fiebersenkende Tabletten auf Paracetamol-Basis wie zum Beispiel Ben-u-ron, Paracetamol-ratiopharm o.ä. sollten nicht fehlen. Vergessen Sie auch dieses Buch nicht!

Sexualität und Schwangerschaft

In Abhängigkeit von Ihrem Wohlbefinden können Sie sexuelle Beziehungen wieder aufnehmen. Dabei kommt es durch übliche Sexualpraktiken zu keiner Gefährdung des transplantierten Organes. Die Sexualfunktionen, welche oftmals im Verlauf von langdauernden Lebererkrankungen verloren gegangen sind, kommen in der Regel nach der Transplantation wieder zurück. Zu beachten ist jedoch, daß einzelne Medikamente sich negativ darauf auswirken können.

Hieraus ergibt sich auch, daß Frauen nach der Lebertransplantation häufig wieder fruchtbar werden und Kinder empfangen können. Da die Risiken bei einer Schwangerschaft nach einer Transplantation bedacht werden müssen, raten wir Frauen, eine Art von Empfängnisverhütung mit dem Arzt ihres Vertrauens abzusprechen und anzuwenden. Von oralen Kontrazeptiva (Pille) raten wir wegen schlechter Effekte auf die Leber oftmals ab. Auch eine Spirale kann wegen der damit verbundenen erhöhten Entzündungsgefahr nicht empfohlen werden.

Die Entscheidung für eine Schwangerschaft und ein Kind soll Ihre persönliche Entscheidung und die Ihres Ehepartners sein. Sie sollten diesen Wunsch jedoch frühzeitig mit Ihrem Transplantations-Arzt besprechen. Sie sollen eine informierte Entscheidung treffen unter Berücksichtigung aller bisher bekannten Tatsachen. Bedenken Sie dabei: Wenigstens ein Jahr sollte nach der Transplantation vergangen und die Leber- und Nierenfunktion gut sein. Die Medikamente sollten eher niedrig dosiert sein, und eine zusätzliche Erkrankung, die ein Risiko für die Schwangerschaft darstellen würde, sollte nicht bestehen. Bei einem insgesamt sicherlich erhöhten Risiko sollten alle Kontrolluntersuchungen genau geplant und eingehalten werden.

Viele gesunde Kinder sind jedoch schon von transplantierten Müttern geboren bzw. von transplantierten Vätern gezeugt worden. Bei entsprechender Beachtung der obigen Voraussetzungen sollte dieses auch bei Ihnen möglich sein.

Durchfall- und Erkältungserkrankungen

Eine Durchfallerkrankung kann unter gewissen Umständen ein Absinken Ihres Tacrolimus- bzw. Ciclosporinspiegels im Blut verursachen und somit das Auftreten einer Abstoßungsreaktion begünstigen. Falls es bei Ihnen zu einer Durchfallerkrankung kommt, die länger als 12 Stunden anhält, informieren Sie bitte einen Arzt Ihrer Transplantationsnachsorge-Ambulanz. Dieses gilt besonders bei zusätzlichem Erbrechen. Gegebenenfalls kann der sofortige Beginn einer Diät sehr hilfreich sein. Dazu gehören schwarzer Tee, trockenes Salzgebäck, Bananen. Auf jeden Fall muß auf Fett und Zucker in der Nahrung verzichtet werden.

Bei Erkältungskrankheiten können gebräuchliche Hausrezepte wie Bettruhe, Wadenwickel, Dampfbäder etc. angewandt werden. Auch die Medikamente der Hausapotheke (siehe dort), wie Paracetamol-Präparate oder Nasensprays, dürfen angewendet werden. Sollte jedoch eine erhöhte Temperatur von 37,8°C für länger als 12 Stunden bestehen oder ein plötzliches Fieber über 38,0°C auftreten, so sollten Sie bitte umgehend Ihren Transplantations-Arzt benachrichtigen.

Garten, Pflanzen und Haustiere

Bei der Gartenarbeit sollten Sie bitte zum Schutz gegen Verletzungen und nachfolgende Infektionen Gummihandschuhe tragen. Bitte meiden Sie auch Komposthaufen, und legen Sie in Ihrem eigenen Garten keinen an. Hiervon könnten bestimmte Pilze mit einer Gefahr für Sie ausgehen.

Haustiere stellen zwar ein gewisses Infektionsrisiko dar, aufgrund der meist großen Bedeutung brauchen Sie in der Regel aber nicht darauf verzichten. Einige Transplantations-Kliniken haben jedoch andere Empfehlungen. Richten Sie sich bitte dann jeweils nach Ihrer Klinik. Bitte beachten Sie, daß Sie Tiere einmal pro Jahr bei Ihrem Tierarzt vorstellen. Dieser sollte feststellen, daß Ihr Tier kein Träger von Toxoplasmose ist. Wenn möglich, sollten andere Personen Ihres Haushaltes die anfallenden Fäkalien beseitigen. Hier ist eine häufige Hände- und Flächendesinfektion notwendig. Vorsicht gilt auch bei Zimmerpflanzen, wo Sie sich bitte nach den Empfehlungen Ihrer Transplantations-Klinik richten.

Notfallausweis

In den heutigen, wohl bei nahezu jedem Arzt erhältlichen internationalen Impfausweisen oder Notfallausweisen ist Raum für wichtige medizinische Vermerke. Hier sollten Sie einige Informationen zu Ihrer Operation, den wichtigsten Medikamenten und die Telefonnummer der betreuenden Transplantations-Klinik eintragen lassen. Bei einem Unfall im In- oder Ausland könnten Sie nicht mehr in der Lage sein, wichtige Hinweise weiterzugeben. Spezielle Eintragungen im Notfallausweis in bezug auf Ihre Transplantation können dann für Sie von Bedeutung werden. Bitten Sie Ihren Transplantations-Arzt, die entsprechenden Vermerke hierin zu machen. Notfallausweise sind auch erhältlich vom Bundesverband der Organtransplantierten in Duisburg (Adresse siehe Anhang).

Medikamente aus der Hausapotheke

Andere Medikamente, auch wenn der Hausarzt sie verschrieben hat, dürfen Sie erst nach Rücksprache mit Ihrem Transplantations-Arzt einnehmen. Diese Medikamente könnten zum Beispiel eine Erkrankung verschleiern oder zu anderen Problemen führen. Auch kann es zu einem Anstieg- bzw. Abfall Ihres Ciclosporin- bzw. Tacrolimusspiegels im Blut kommen, welches gefährliche Auswirkungen auf das transplantierte Organ haben kann.

Abschwellende Nasentropfen wie zum Beispiel Otriven, Rhinopront, Nasivin o.ä. sowie Schmerzmittel auf Paracetamol-Basis wie zum Beispiel Ben-u-ron, Paracetamol-ratiopharm o.ä. können ab und zu eingenommen werden. Die Einnahme von Aspirin ist zu vermeiden, da es zu Magenbeschwerden führen kann. Vitaminpräparate können Sie einnehmen, falls Sie dieses wünschen. Eine ausgewogene Ernährung dürfte in der Regel den Bedarf aber decken. Bei Auftreten von weißen Flecken beispielsweise im Rachen sollte ein Medikament gegen Pilzbefall, z.B. Moronal, sofort wieder genommen werden. Gleichzeitig muß der behandelnde Transplantations-Arzt informiert werden.

Impfungen

Impfungen, die zum Beispiel für einen Auslandsaufenthalt erforderlich sind, müssen vorher frühzeitig mit Ihrem Transplantations-Arzt besprochen werden. **Sie dürfen auf keinen Fall Lebendimpfstoffe erhalten!** Bei einer Impfung mit einem Lebendimpfstoff kann es durch Ihr herabgesetztes Immunsystem zu einem schweren Ausbruch der Erkrankung kommen. Lassen Sie sich auf keinen Fall gegen Kinderlähmung (Polio), Mumps, Gelbfieber, Windpocken (Varizella zoster), Salmonellen, Röteln oder Masern impfen. Bitte informieren Sie den Impfarzt hierüber. Bei Rückfragen wenden Sie sich bitte sofort an Ihren Transplantations-Arzt.

Seien Sie vorsichtig, falls Familienmitglieder geimpft werden. Dieses gilt bei einer Impfung gegen Keuchhusten (Pertussis), Masern, Röteln und Windpocken (Varizella zoster). Auch bei einer Schluckimpfung gegen Kinderlähmung (Polio) besteht Ansteckungsgefahr. Diesbezüglich ist eine Impfung der Familienmitglieder durch eine Injektion der Schluckimpfung vorzuziehen. Grundsätzlich gilt, daß, wenn ein Angehöriger im nahen Umkreis gegen eine der oben genannten Krankheiten geimpft wurde, Sie für zwei Wochen den Hautkontakt vermeiden, eine häufige Händedesinfektion durchführen und die Übertragung durch Tröpfcheninfektion ausschließen sollten.

Bei Verletzungen sollte falls nötig eine Tetagam-Gabe (passive Impfung durch Immunglobuline gegen Tetanus) erfolgen. Eine Tetanol-Gabe (Tetanus-Toxoid) kann durchgeführt werden, wird aber wie auch die Hepatitis B-Impfung bei gleichzeitiger Immunsuppression wahrscheinlich eine verminderte Wirkung zeigen. Auf entsprechende Krankheitssymptome muß geachtet werden. Eine Impfung gegen Grippe (Influenza) kann unter Beachtung der oben genannten Regeln durchgeführt werden, hat sich aber nicht als allgemein erforderlich erwiesen. Eventuell ist die Wirksamkeit einer solchen Impfung unter Immunsuppression geringer.

Immunglobuline als passive Impfung gegen Hepatitis A oder B können verabreicht werden. Der Transplantations-Arzt sollte bei entsprechender Gefährdung jedoch informiert werden. Der beste Schutz wird allerdings erreicht, wenn Sie bereits vor der Transplantation gegen diese Viren entsprechend geimpft wurden.

Kommt es zu einer Verletzung durch ein Tier, gelten die normalen Regeln der Tollwutprophylaxe. Bei einem verdächtigen Tier muß die Gabe von Immunglobulinen zum Schutz erfolgen. Ansonsten muß das Tier strikt für eine Woche beobachtet und bei Auftreten irgendwelcher Symptome vom Tierarzt untersucht werden. Die Impfung muß dann sofort beim Tollwutverdacht erfolgen.

Manche Patienten sind durch Infektionen mit Pneumokokken oder Haemophilus bsonders gefährdet. Dieses gilt z.B. für Patienten, bei denen die Milz entfernt wurde. In diesen Fällen sollte eine Schutzimpfung durchgeführt werden. Nach einigen Jahren müssen diese Impfungen wiederholt werden.

Wenn Sie in einem Risikogebiet für die Frühsommermeningoenzephalitis (FSME) leben und besonders durch Zeckenbisse gefährdet werden könnten, gelten hierbei dieselben Kriterien für die Impfung wie bei nicht immunsupprimierten Menschen. Die Impfung muß mindestens 6 Wochen vor einer eventuellen Infektion erfolgt sein und ist selber nicht ohne Risiken.

Verstärktes Haarwachstum

Verstärktes Wachstum der Körperhaare kann manchmal als Nebeneffekt einer Einnahme von Sandimmun (Ciclosporin) auftreten. Dieser Effekt kann sich vermindern, wenn die Dosis reduziert wird. Auch dieses ist wieder individuell unterschiedlich und kann sich über die Zeit verändern. Es gibt vielseitige Angebote der Kosmetikindustrie, diese lästige Erscheinung zu beseitigen. Falls Sie zu einer Enthaarungscreme greifen sollten, prüfen Sie bitte erst durch Eincremen einer Hand und anschließendem Abwarten für einige Stunden, ob es nicht zu einer leichten allergischen Reaktion kommt.

Eigene Verantwortung

Überwachen Sie sich selber! Achten Sie auf alle Veränderungen an Ihrem Körper. Lassen Sie die vereinbarten Blutuntersuchungen an den entsprechenden Tagen abnehmen, und verständigen Sie Ihren Transplantations-Arzt, wenn dieses nicht möglich erscheint.

Falls die Blutuntersuchungen auswärts erfolgen, sorgen Sie bitte dafür, daß die Ergebnisse zu Ihrer Transplantationsnachsorge-Ambulanz geschickt werden. Sollten Werte auffallend erhöht sein, so müssen Sie den Transplantations-Arzt telefonisch benachrichtigen. Auch bei Gelbsucht, Juckreiz, Dunkelverfärbung des Urins, dünnflüssigem Stuhlgang, Schwellungen oder Blutungen rufen Sie bitte an. Falls Eingriffe durch Ihren Zahnarzt, einen Chirurgen oder zum Beispiel einen Frauenarzt geplant sind, so teilen Sie dieses bitte frühzeitig mit. Die Transplantationsnachsorge-Ambulanz kann diesen Arzt dann bezüglich des Gebrauchs von Antibiotika und Immunsuppressiva beraten.

Füllen Sie bitte die Tabelle im Anhang oder eine andere, die Sie eventuell von Ihrer Klinik erhalten haben, aus, und bringen Sie diese regelmäßig zu den Nachsorgeterminen mit. Kopien und Vergrößerungen der Tabelle können Sie selber machen. So kann sich der Arzt der Transplantationsnachsorge-Ambulanz einen guten Überblick über die täglichen Blutdruckwerte, Temperatur und Medikamenteneinnahme verschaffen.

Sozialrechtliche Situation

Wichtig ist, daß der Zustand des Transplantierten nach einigen Wochen oder Monaten der Schonung meistens wieder eine Integration in das Arbeitsleben erlaubt. Dies sollte in aller Regel auch angestrebt werden. In Einzelfällen kann eine Rente beantragt werden, über welche dann nach allgemeinen Richtlinien entschieden wird. Kliniken und Krankenhäuser haben in der Regel einen Sozialdienst, der Ihnen in verschiedenen diesbezüglichen Fragen weiterhelfen kann. Wer es möchte, kann einen Schwerbehinderten-Ausweis beantragen und damit bestimmte Vergünstigungen in Anspruch nehmen. Weitere Unterlagen zu diesen Fragen sind beim Bundesverband der Organtransplantierten in Duisburg (Adresse siehe Anhang) erhältlich.

Selbsthilfegruppen

Vielleicht wollen Sie Kontakt aufnehmen zu einer Selbsthilfegruppe transplantierter Patienten oder einfach von den Erfahrungen anderer Patienten hören. Manche Fragen werden sich im Verlauf ergeben, welche eine andere Patientin oder ein Patient am besten beantworten kann. Oder vielleicht wollen Sie auch anderen helfen durch Ihre Mitarbeit! Sprechen Sie Ihre Ärzte darauf an, sie können meist einen Kontakt vermitteln. Im Anhang dieses Buches finden Sie auch Adressen hierzu.

IHR TRANSPLANTIERTES KIND

Bezüglich der medizinischen Aspekte gelten für Kinder dieselben Regeln wie für Erwachsene. Der betreuende Kinderarzt sollte über die näheren Umstände der Transplantation und der Immunsuppression genau informiert werden. Routinemäßige Kontrollen durch ihn sind wie bei anderen Kindern genauso erforderlich. Die Medikamenteneinnahme müssen Sie als Eltern anfangs genau überwachen. Ältere Kinder müssen dann jedoch zu einem einsichtigen und verantwortungsvollen Bewußtsein erzogen werden, damit sie zunehmend für sich selber Verantwortung tragen können.

Für Kinder ist es von großer Wichtigkeit, daß sie wieder einem kindgerechten und geregelten Alltag mit Kindergarten, Schule und Freunden nachgehen können. Auch für die Eltern ist dies eine neue Erfahrung, die sie erst verarbeiten müssen. Das zuvor meist lange Zeit kranke Kind, welches ganz abhängig war von der Fürsorge der Eltern, wird schnell seine Kräfte sammeln, um sich aus der Hand der Eltern zu lösen. Das Richtige zu tun, ist dann oft schwierig, und den Eltern bleibt oft nur die Freude über das Heranreifen des Kindes.

Bitte lassen Sie dem Kind seinen Freiraum, es muß auch lernen, mit den Gefahren des Lebens umgehen zu können. Und noch etwas: Bitte denken Sie an die Geschwister und Ihren Ehepartner!

SCHLUSSBEMERKUNGEN

Wir hoffen, Ihnen mit diesen Ausführungen einige Hilfestellungen bezüglich der Entscheidung zur Lebertransplantation und bei einigen danach auftretenden Fragen gegeben zu haben. Am Anfang kann die Vielfalt der Informationen auch verwirrend sein. Sie sollten dieses Buch daher später einfach zum Nachschlagen benutzen. Denken Sie immer daran, daß einige tausend Patienten genau wie Sie dieses alles tagtäglich meistern und zu einem normalen Leben zurückgefunden haben. Ärztinnen und Ärzte, Schwestern und Pfleger sowie alle anderen Mitarbeiter werden Sie mit Rat und Tat unterstützen.

Bitte beachten Sie, daß nicht alle Hinweise allgemeingültig sind. Wir haben hier versucht, auf viele der Fragen und Ängste einzugehen, die Patienten uns in der Vergangenheit mitgeteilt haben. Trotzdem sind wir uns bewußt, daß nur im persönlichen Gespräch mit jedem einzelnen Patienten die speziellen Probleme besprochen werden können. Bei Unklarheiten fragen Sie bitte in Ihrer Transplantations-Klinik nach. Falls eine Empfehlung dort anders als in diesem Buch ausgesprochen wurde, dann richten Sie sich auf jeden Fall nach den Empfehlungen Ihrer Transplantations-Klinik. Lassen Sie vor allem auch Ihre Angehörigen in diesem Buch lesen. Vieles läßt sich gemeinsam besser angehen. Wenn Sie zusätzliche Fragen oder Probleme haben, dann scheuen Sie sich bitte nicht, Schwestern, Pfleger oder Ärzte daraufhin anzusprechen.

GLOSSAR

Abstoßungsreaktion

Abwehrreaktion des Körpers auf fremdes Gewebe

Ammoniak

Abbauprodukt des Eiweißstoffwechsels, kann bei Überflutung des Körpers zu deutlichen Bewußtseinsstörungen führen

Anästhesie

In der Regel Narkose, bei kleineren Eingriffen auch lokale Betäubung des betroffenen Areales

Angiografie

Darstellung der Blutgefäße durch Kontrastmittel und Röntgenuntersuchung

Antibiotikum

Überbegriff für Substanzen, welche Bakterien abtöten oder deren Vermehrung unterdrücken

Aorta

Große Körperschlagader

Arterien

Schlagadern, führen sauerstoffreiches Blut vom Herzen zu den Organen

Arteriosklerose

Verkalkung der Schlagadern

Aszites

Flüssigkeitsansammlung im Bauchraum, kann bis zu mehreren Litern betragen, entsteht oft bei fortgeschrittener Leberzirrhose

Bakterien

Kleinstlebewesen, welche unter besonderen Umständen Entzündungen, Eiteransammlungen und Krankheiten auslösen

Bauchspeicheldrüse (Pankreas)

Organ im mittleren Oberbauch, welches Verdauungssäfte produziert und an den Darm abgibt, sowie Insulin für die Regulierung des Blutzuckerspiegels herstellt

Benigne

Gutartig

Bilirubin

Abbauprodukt des Körperstoffwechsels, färbt Galle und damit auch den Stuhl gelb bzw. braun

Biopsie

Kleine Probeentnahme aus dem Gewebe, entweder bei einer Operation oder oft mit einer dünnen Nadel bei lokaler Betäubung z.B. zur Kontrolle aus der transplantierten Leber

Blutgerinnung

Sehr komplexer Vorgang unter Mitwirkung mehrerer Faktoren und der Blutplättchen, verschiedene dieser Faktoren sind direkt abhängig von der Leberfunktion, so daß bei Lebererkrankungen oft Störungen auftreten

Chemotherapie

Behandlung mit Medikamenten, meist bei bösartigen Erkrankungen; heute gibt es sehr viele verschiedene Chemotherapie-Formen mit sehr unterschiedlichen Nebenwirkungen

CMV-Infektion

siehe Zytomegalie-Virus

Cortison

siehe Steroide

Chronisch

immer wiederkehrend, lang andauernd

Diabetes mellitus

Zuckerkrankheit

Drainage

Schlauch zur zeitweisen Ableitung von Wundflüssigkeiten nach Operationen

Erythrozyten

Rote Blutkörperchen, welche Sauerstoff transportieren und an die Gewebe abgeben

Eurotransplant

Koordinierungszentrale für Organtransplantation mit Sitz in Leiden/Niederlande

Fieber

Reaktion des Körpers auf Krankheitserreger oder Fremdmaterial

Gallenblase

Reservoir für die in der Leber gebildete Galle, welche über die Gallenwege (siehe dort) dorthin bzw. direkt in den Darm geleitet wird; bei der Transplantation wird die Gallenblase entfernt, damit sich keine bakteriellen Entzündungen dort bilden können, die Galle wird dann direkt von den Gallenwegen in den Darm geleitet

Gallenwege

Kanäle in der Leber, welche die von der Leber gebildete Galle an der Gallenblase (siehe dort) vorbei zum Darm leiten

Gelbsucht

Meist im Verlauf einer Leberentzündung (Hepatitis, siehe dort), entsteht dadurch, daß der gelbe Gallefarbstoff (Bilirubin, siehe dort) von der erkrankten Leber nicht mehr mit der Galle ausgeschieden werden kann, damit wird auch der Stuhl hell-weiß; dadurch überschwemmt der Farbstoff das Blut und damit den Körper; im Blut zu messen als Anstieg des Bilirubinspiegels; tritt in leichtem Maße auch kurzfristig nach der Transplantation auf

Hepatitis

Entzündung der Leber durch Viren (siehe dort); verschiedene auslösende Viren, wie Hepatitis-A-Virus, Hepatitis-B-Virus, Hepatitis-C-Virus, Hepatitis-D-Virus u.a., sind heute mit sehr unterschiedlichen Verlaufsformen bekannt; nur ein gewisser Teil führt zur Zirrhose (siehe dort)

Hohlvene

Großes Gefäß, welches das sauerstoffarme Blut wieder zum Herzen zurückleitet

Ikterus

siehe Gelbsucht

Immunglobuline

Eiweißstoffe, die im Körper an der Abwehr von Krankheitserregern beteiligt sind

Immunsuppression

Verschiedene Verfahren, heutzutage in der Regel mit Medikamenten, um die Abstoßungsreaktion (siehe dort) des Körpers gegen das transplantierte Organ zu unterdrücken

Intensivstation

Spezielle Station für die erste Zeit nach großen Operationen oder bei anderen schwierigen Umständen; hier ist meist eine Schwester oder ein Pfleger pro Patient zuständig und eine Ärztin oder ein Arzt Tag und Nacht auf Station anwesend

Karzinom

Bösartige Gewebsveränderung, Krebs

Kortison

siehe Steroide

Leberkoma

Tritt bei schwerer Leberfunktionsstörung auf, Patient ist schläfrig und nicht mehr normal ansprechbar; akut lebensgefährdend

Leberzellen

Kleinste Funktionseinheit der Leber, hier finden viele Umbauvorgänge statt, bei denen Nahrungsbausteine für den Körper aufbereitet und Abfallstoffe für die Ausscheidung umgewandelt werden; gleichzeitig werden Faktoren für die Blutgerinnung (siehe dort) gebildet; neben diesen eigentlichen Leberzellen befinden sich in der Leber aber noch verschiedene andere Zellarten, wie die Zellen, welche die durchlaufenden Blutgefäße oder die die Gallenwege (siehe dort) auskleiden

Leukozyten

Weiße Blutzellen, tragen in der Regel zur Abwehr von Krankheitserregern und damit allerdings auch zur Abwehr von fremdem (transplantiertem) Gewebe bei

Lymphozyten

Untergruppe der Leukozyten (siehe dort)

Maligne

Bösartig

Metastasen

Absiedlungen (Tochtergeschwülste) von bösartigen Gewebsveränderungen an anderer Stelle

Ödeme

Ansammlung von Flüssigkeit im Gewebe, damit zum Beispiel Schwellung der Beine als Folge einer fortgeschrittenen Lebererkrankung

Pankreas

siehe Bauchspeicheldrüse

Pfortader

Führt nährstoffreiches Blut vom Darm zur Leber

Pfortaderhochdruck

Als Folge einer Zirrhose (siehe dort) kommt es zur Verengung der Blutgefäße in der Leber und damit zum Überdruck mit Blutstau in der Pfortader; das Blut sucht sich dann andere Wege, um an der Leber vorbei wieder zum Herzen zu gelangen, dies geht teilweise über die Venen der Bauchhaut und vor allem über die Venen der Speiseröhre (siehe auch Speiseröhrenvarizen)

Pilze

Können bei übermäßigem Auftreten beim transplantierten Patienten zu Krankheiten führen

Sepsis

Schwere Überflutung des Körpers mit Krankheitserregern

Sonografie

Ultraschalluntersuchung

Speiseröhrenvarizen

Dicke Auftreibung von Venen, können platzen; treten als Folge einer Zirrhose (siehe dort) und eines Pfortaderhochdruckes (siehe dort) auf; besonders beim Platzen von Varizen der Speiseröhrenvenen ist dann eine akute Verblutungsgefahr gegeben

Steroide

Im Körper gebildete Hormone, wozu vor allem das Cortison gehört, regulieren verschiedene Funktionen des Zucker-, Eiweiß-, Fett- und Salzhaushaltes; können Reaktionen des Körpers wie z.B. Entzündungen und Allergien steuern und unterdrücken; werden daher zur Vermeidung von Abstoßungsreaktionen nach der Transplantation zuerst als Infusion, dann in Tablettenform gegeben

Thrombozyten

Blutplättchen, unterstützen die Blutgerinnung (siehe dort)

Transaminasen

Substanzen, welche beim Zerfall von Leberzellen ins Blut freigesetzt werden, können als SGOT und SGPT im Blut (siehe Kapitel: Labortests und Resultate) gemessen werden

Tumor

Geschwulst im Sinne einer knotigen Veränderung, kann gutartig oder auch bösartig sein

Varizen

Dicke Auftreibung von Venen, siehe auch Speiseröhrenvarizen

Vena cava

siehe Hohlvene

Venen

Gefäße, welche sauerstoffarmes Blut wieder in Richtung zum Herzens leiten

Viren

Krankheitserreger, können bei übermäßigem Auftreten beim transplantierten Patienten zu Krankheiten führen

Zirrhose

Allgemeine Bezeichnung für fortgeschrittenes Stadium verschiedener Lebererkrankungen; die Leber ist dabei meist mit vielen knotigen Veränderungen durchsetzt und eine oder mehrere Leberfunktionen deutlich vermindert

Zyste

Flüssigkeitsgefüllter Hohlraum, zum Beispiel Leberzyste, gutartig

Zytomegalie-Virus

Krankheitserreger, welcher bei vielen Menschen vorkommt und keine Beschwerden auslöst; erst unter besonderen Umständen, wie zum Beispiel nach einer Transplantation, kann dieser Erreger sich deutlich vermehren und eine Entzündung hervorrufen; heutzutage werden oft zur Vorsorge Medikamente gegeben, Behandlung heute auch gut möglich

SACHWORTVERZEICHNIS

ANHANG

Adressen

Bundesverband der Organtransplantierten e.V.:

Geschäftsstelle
Unter den Ulmen 98
47137 Duisburg-Meiderich

oder

Postfach 120 117
47121 Duisburg

Tel.: 0203/442010
Fax: 0203/442127

Hierüber sind Adressen von Regionalverbänden, wichtige Unterlagen zu weiteren Themen, eine Mitgliederzeitung, Notfallausweis, Auslandsrückflugversicherung, Cityfunk-Empfänger u.a. erhältlich.

Broschüren zur Ernährung:

Falk Foundation e.V.
Patienten-Service
Leinenweberstr. 5
79108 Freiburg

Hier sind z.B. die Broschüren „Wegweiser für den Leberkranken" und „Richtlinien zur Ernährung bei Leberzirrhose" mit vielen Hinweisen zur Ernährung erhältlich.

In Buchhandlungen gibt es verschiedene Bücher, die sich mit Lebererkrankungen beschäftigen. Sollten diese nicht vorrätig sein, so können sie sicher bestellt werden.

Wertetabelle für Patient:

Datum										
Labor										
Leuko										
Ery										
Hb										
Hk										
Thrombo										
TPZ-Quick										
TZ										
PTT										
Fibrinogen										
ATIII										
SGPT										
SGOT										
GGT										
AP										
LDH										
Natrium										
Kalium										
Calcium										
Chlor										
Phosphat										
Eisen										

Harnstoff										
Kreatinin										
Harnsäure										
Cholesterin										
Triglyceride										
CHE										
GLDH										
Amylase										
Lipase										
Tacrolimus-Spiegel										
CiA-Spiegel										
Blutdruck										
Gewicht										
Temperatur										
Puls										
Dosis:										
Tacrolimus										
Sandimmun										
Imurek										
Decortin-H										